名市大ブックス 19

かしこく生かす健康診断

名古屋市立大学 編

はじめに　健康診断をかしこく利用するために

名古屋市立大学大学院医学研究科消化器・代謝内科学　教授　片岡　洋望

疾患の「予防」と「早期発見」は、健康を守るために最も重要な手段です。日本では、がんや生活習慣病の予防に対する意識が高まり、定期的な健診や検診が広く行われています。その中でも、「5大がん」（胃がん、子宮がん、肺がん、乳がん、大腸がん）は特に注意を要する疾患群で、定期的な検診が非常に重要です。早期がんは症状がなく、その大部分が検診で発見されることが多いためです。

日本のがん検診は、医療技術の面では進んでいますが、検診受診率の面では諸外国と比較して低く、課題となっています。たとえば、ヨーロッパ諸国やアメリカでは、乳がんや大腸がんの検診受診率が70～80％に達するのに対し、日本では50％前後に留まっています。この差には、健康意識や制度の違いが関係しており、今後の改善が求められています。

一方で、名古屋市が行っている「ワンコイン検診」のように、低価格で手軽にがん検診を受けられる仕組みが整いつつあります。５００円という少ない負担で「5大がん」＋前立腺がんの検診を受けられるこの取り組みは、多くの人々にとって検診を受けるハードルを下げ、受診率向上に寄与しています。このような地域レベルの先進的な取り組みが、全国に広がることが期待されます。

本書『かしこく生かす健康診断』では、まず「5大がん」を中心に最新のがん検診情報を解説しています。これらのがんは早期発見により生存率が大幅に向上するため、定期的な検診の重要性は非常に高いです。検診の具体的な方法や、その結果に基づく対応策についても詳しく紹介しています。

さらに、高血圧や糖尿病、肝機能障害といった生活習慣に関連した疾患も健康診断による早期発見が可能です。検査結果の見方とともに、日常生活における改善策や医療的対応について具体的なアドバイスを提供し、予防と早期対策をわかりやすく解説しています。

また、脳ドックの活用によって、脳血管疾患や脳腫瘍の早期発見にも備えることができます。脳卒中や認知症のリスクが高まる中、これらの疾患に対する早期対応は非常に重要です。

低線量CT検査による被ばくリスクの低減と高精度な診断技術も注目されています。肺がんなどの検診において、従来より低い放射線量で安全に検査を受けることができ、早期発見に大きな役割を果たします。

健康診断は単なる一時的なチェックではなく、私たちが自分の健康を守るための重要な手段です。本書を通じて、みなさまが定期的な健康診断をかしこく利用して自身の健康状態を把握し、積極的な対策を講じることにより健康寿命を延ばしていただくことを願っています。

目次
Contents

はじめに　健康診断をかしこく利用するために
名古屋市立大学大学院医学研究科消化器・代謝内科学　教授　片岡　洋望　2

健康寿命を延ばすための「けんしん」受診の勧め
岡崎市医師会公衆衛生センター／はるさき健診センター　センター長　山田　珠樹　6

胃がん検診　おすすめの受け方は？
医学研究科消化器・代謝内科学　西部医療センター　准教授　森　義徳　16

子宮頸がんをめぐる課題と検診について
医学研究科産科婦人科学　助教　西川　隆太郎　26

静かに迫りくる脅威　肺がん検診で早期発見しましょう
医学研究科呼吸器・免疫アレルギー内科学　講師　上村　剛大　34

乳がん検診を受けよう！
医学研究科乳腺外科学　准教授　鰐渕　友美　42

大腸がん検診について
医学研究科消化器・代謝内科学　みどり市民病院　准教授　西江　裕忠　50

結果でわかる高血圧とその対応
医学研究科循環器内科学　助教　溝口　達也　58

糖尿病の予防や早期発見で健康を維持しましょう！
医学研究科消化器・代謝内科学　東部医療センター　准教授　髙木　博史　68

え、血が足りない？　健康診断で貧血を指摘されたら
医学研究科血液・腫瘍内科学　教授　飯田　真介　78

肝機能障害への対応ガイド
ミッドタウンクリニック名駅　院長　白木　茂博　86

受けて安心　前立腺がん検診　～結果でわかる前立腺の異常とその対応
医学研究科腎・泌尿器科学　講師　恵谷　俊紀　94

脳ドックで脳の疾患に備える
名古屋市立大学病院　病院長／医学研究科脳神経外科学　教授　間瀬　光人　104

コラム

放射線被ばくと検診　～低線量CTへの期待　25

ワンコイン（500円）でがん検診　49

眼底《がんてい》写真をみれば性別もわかる?!　77

聴力検査を受けよう　103

執筆者プロフィール　110

名古屋市および近隣の健診（検診）医療機関　112

附属病院群の健診（検診）紹介　114

健康寿命を延ばすための「けんしん」受診の勧め

岡崎市医師会公衆衛生センター／はるさき健診センター　センター長
山田　珠樹

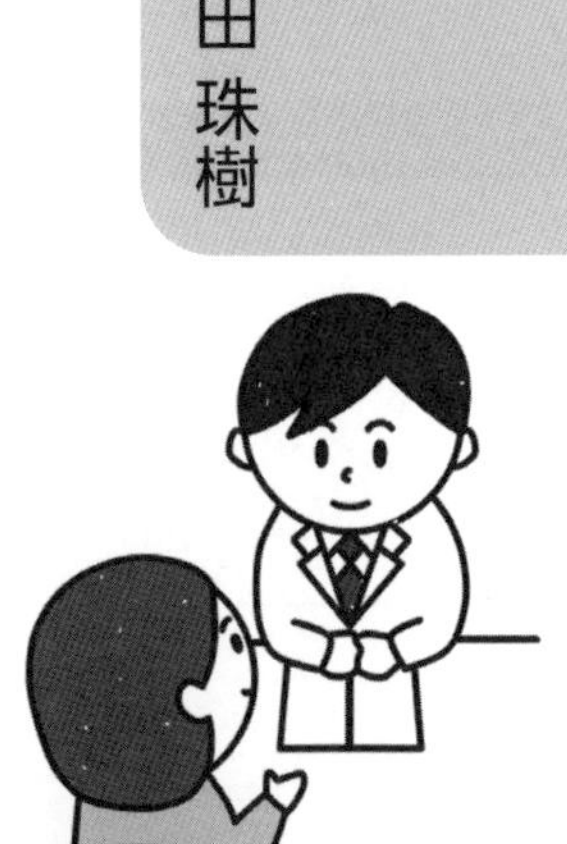

人生100年と言われるようになりました。世界の多くの研究者が、[※1]2045年には、若くて健康なまま年を取る時代が到来し、平均寿命が100歳に到達すると予測しています。2017年、政府の「人生100年時代構想会議」では、[※2]2007年に日本で生まれた子供の半数が107歳より長く生きると推計されています。確かに、日本では、「健康寿命（日常生活が制限されることなく生活できる期間）」が、他の国々と比較して、とても高いレベルの長寿社会を迎えています。しかし、現実には健康なまま100歳まで生きるなんて夢のような話に感じるかもしれません。

※**1**　2015年 平均寿命100歳の時代を考える－NHKスペシャル「NEXT WORLD 私たちの未来」
※**2**　2017年「人生100年時代構想会議」

どんな病気に気をつければ長生きできるか

厚生労働省の死因別にみた死亡率の統計資料（2022年）によれば、悪性新生物（がん）と心疾患による死亡率が高く、年々増えています（図表1）。それでは、がんによる死亡を防ぐためにはどうすればよいでしょうか。がんによる自覚症状が出てくる前、早期の段階でがんを発見してもらい、治療を受け、がんを克服することが最も大切です。

また、心疾患の死亡原因で最も多いのは、虚血性《きょけつせい》心疾患（心臓に血液を送る動脈が硬くなり詰まってしまう病気）です。この疾患において、高血圧、脂質異常、高血糖、喫煙が四大危険因子として知られています。テレビ、新聞、雑誌、インターネットなどでよく取り上げられる「メタボ」、正しくは「メタボリック症候群」、すなわち内臓脂肪増加に高血圧、脂質異常、高血糖のうち二つ以上を併せ持った状態では、それぞれの異常の程度は軽くても、虚血性心疾患の発生する危険率が高まります。ゆえに、メタボリック症候群と診断されたら、生活習慣を改善することで、この状態を改善し、心疾患（虚血性心疾患）を予防することが大切です。

健康寿命を延ばすには

長くなった寿命をより充実したものにするためには、寿命だけではなく、健康寿命をより長く保つ必要があります。寿命と健康寿命の間には、男性では約9年、女性では約12年の差があ

図表1　主な死因別にみた死亡率（人口10万対）の年次推移

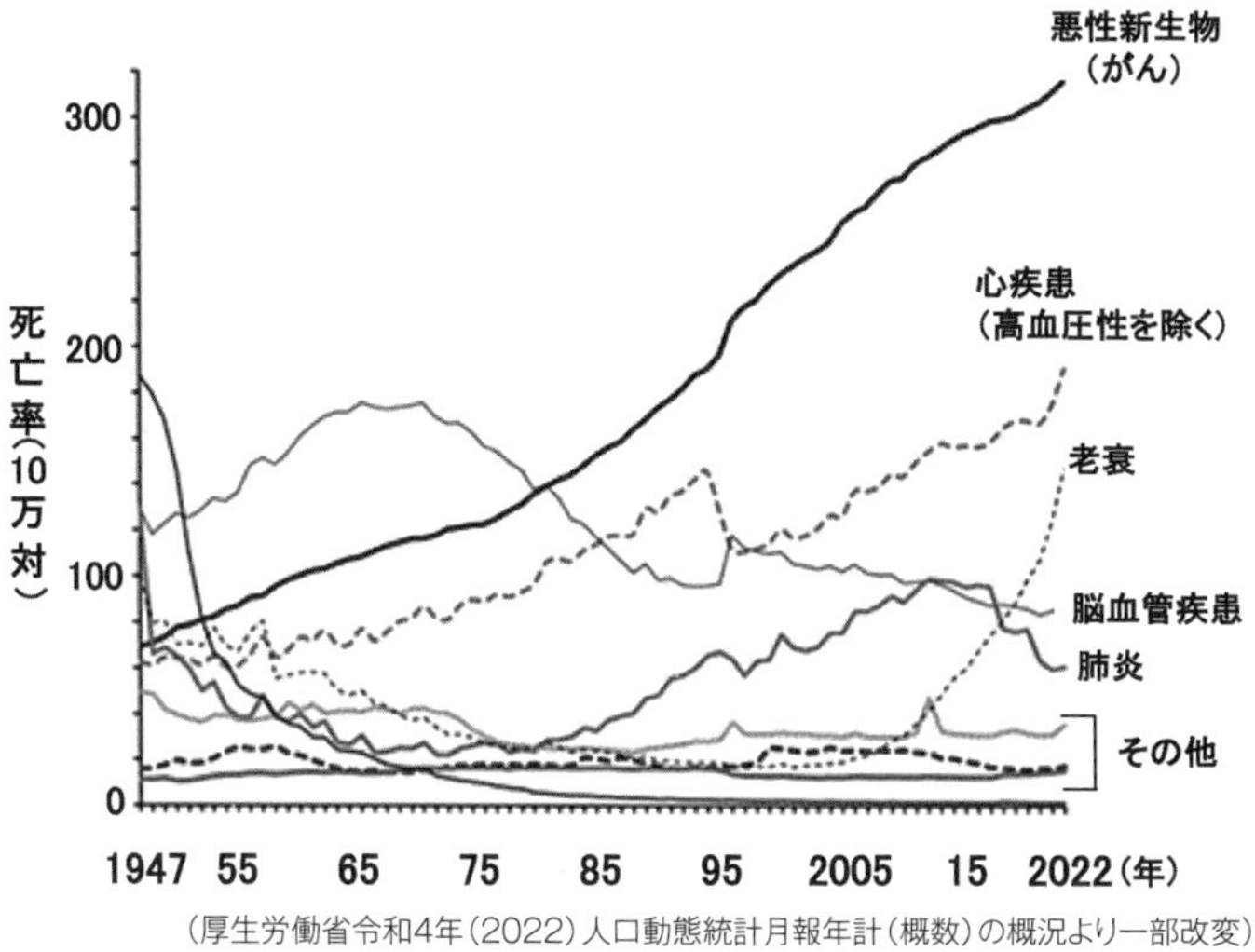

（厚生労働省令和4年（2022）人口動態統計月報年計（概数）の概況より一部改変）

ることが報告されています（図表２）。健やかに心豊かに長く生活するためには、この差をなるべく縮めなければなりません。

健康寿命を短くしてしまう要因には、がんの他、身体機能低下、脳卒中（脳出血、脳梗塞）と認知症、心疾患などが知られています。喫煙、過度の飲酒、過食など、健康を害する生活習慣を避け、自分の健康状態に常に注意することが、脳卒中、心疾患の予防にも役立つと言われています。しかし、それだけでは不十分かもしれません。では、健康寿命を延ばすにはどうしたらよいでしょうか。それには、症状が出る前に病気を発見できる「けんしん」が役立ちます。健康に長生きするために「けんしん」の果たす役割について、次に記します。

がんの早期発見、生活習慣病の診断に役立つ「けんしん」

「けんしん」は、がんを早期に発見し、脳卒中、心疾患などの要因となるような生活習慣病を診断するこ

図表2　平均寿命と健康寿命の差（2019年）

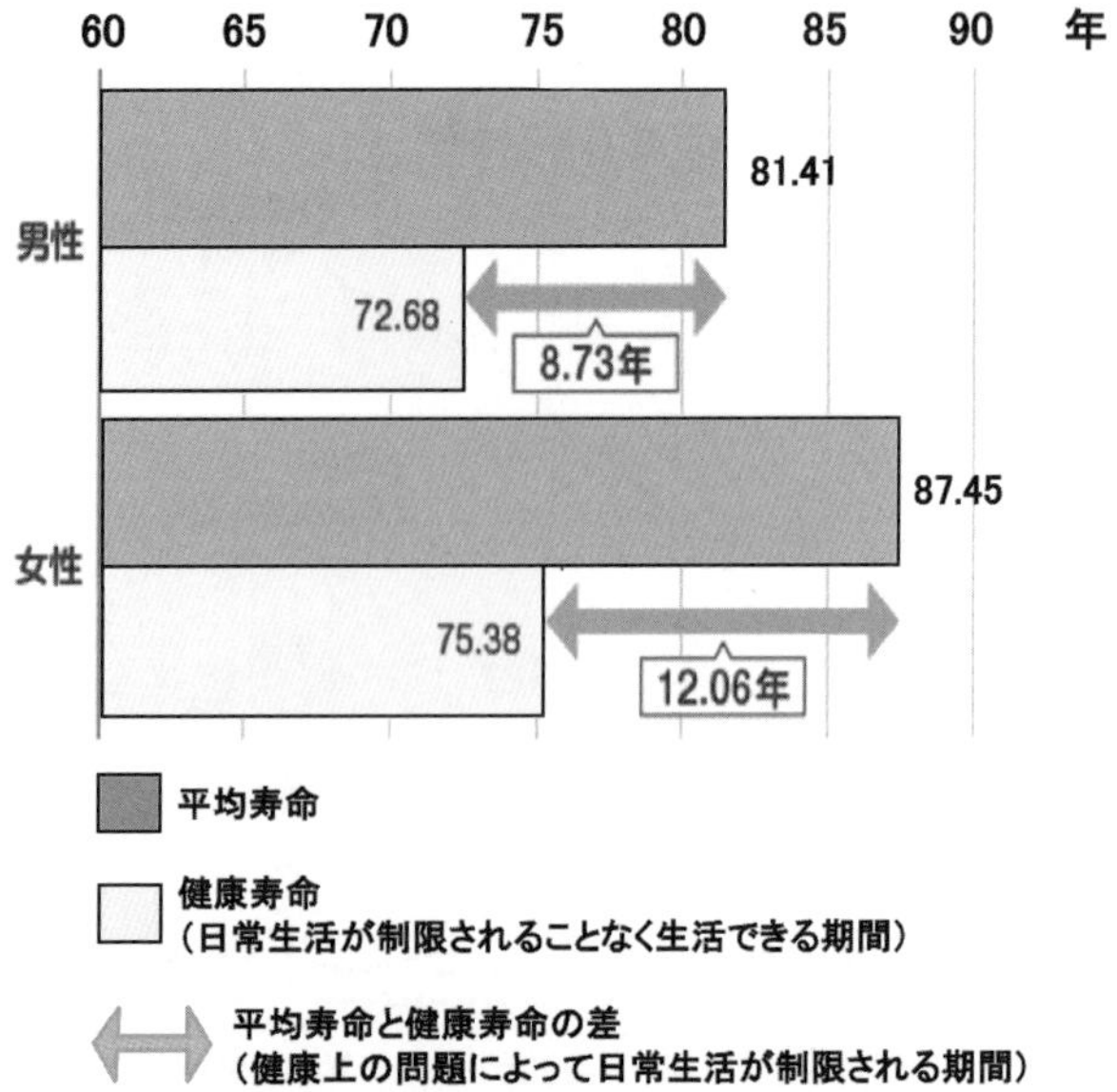

（厚生労働省 e-ヘルスネットを参考にして作成）

とを目的としています。「けんしん」には、「検診」と「健診」の二種類の漢字が使い分けられています。二つの漢字の使い分け方をご存知でしょうか。

　図表３に示したように、検診とは、「特定の病気を早期発見するための検査」のことで、地方自治体、事業者、保険者が実施している「対策型検診」と、健診医療機関や病院で実施されている「任意型検診」があります。対策型検診には、がんの早期発見を目的とした厚生労働省が推奨する「がん検診」があり、任意型検診には、「人間ドック」があります。後述のように、人間ドックは、がん検診とともに健診の項目も含んでいるため、検診であり健診であると言えます（※３）。

　一方の健診とは、「総合的に健康状態を調べる」ことであり、病気を予防することを目的としています（図表３）。

　健診には、「一般健康診断」、「特定健康診査」、「特殊健康診断」があります。一般健康診断は、身体測定、血液、尿、視力、聴力、胸部X線などの基本的な項目の検査です。特定健康診査には、メタボリック症候群を診断するための検査項目が含まれており、40～74歳

図表3　検診と健診

検診＝特定の病気を早期に発見する	健診＝総合的に健康状態を調べる
対策型検診 **住民検診**：市町村が実施する **職域検診**：事業者、保険者が実施する 項目：5大がん検診 特徴：費用は安い。厚生労働省が推奨している。	**一般健康診断** 学校、職場、健診医療機関、病院などで実施される 項目：身体測定、血圧、血液検査、尿検査、胸部写真、視力、聴力など
任意型検診 健診医療機関、病院が独自に実施する 人間ドックが含まれる 項目：医療機関が独自に提供する 特徴：自分で項目を選択できる。多くの費用がかかる。	**特定健康診査** 40～74歳対象に実施される メタボリック症候群の診断・予防 項目：腹囲測定、血圧、血液検査、尿検査など 特徴：動機付け支援、積極的支援などの指導が受けられる
	特殊健康診断 職場、病院などで実施される 法令で定められた特定の物質を扱う、または特定の環境で働く労働者が対象

人間ドックは、検診・健診双方の項目を含むため、検診であり健診であると言える。

※３　日本健康生活推進協会「ご存知ですか？健診と検診の違い」
https://kenken.or.jp/column/480

の方が受けられます。さらに、健診の結果によっては、生活習慣病へとつながるメタボリック症候群を改善するための保健指導（動機付け支援、積極的支援）も受けることができます。特殊健康診断は、法令で定められた特定の物質を扱う、または特定の環境で働く労働者を対象とした健康診断のことです。

がん検診には、どんな検査があるの

厚生労働省によって、各種がん検診のがん死亡率減少に対する効果が評価され、次の5つのがん検診、胃がん・子宮頸がん・肺がん・乳がん・大腸がん検診を受けることが推奨されています（図表4）。

胃がん検診は、胃部X線検査、または胃内視鏡検査のいずれかを50歳以上、2年に1回受診可能となっています（ただし、当分の間は胃部X線検査を40歳以上に対して受診可能、かつ胃部X線検査は、年に1回受診可能です）。子宮頸がん検診は、子宮頸部の細胞診（子宮の入口部分をヘラやブラシで軽くこすって細胞を採取し顕微鏡で調べる検査）を20歳以上、2年に1回、さらに、肺がん検診、大腸がん検診は、40歳以上、年に1回、乳がん検診は、40歳以上、2年に1回受診可能となっています。

厚生労働省が定めた各種がん検診の主な検査項目、対象者、受診間

図表4　厚生労働省の定める科学的根拠に基づくがん検診

種類	主な検査項目	対象者	受診間隔
胃がん	問診、胃部X線検査、または胃内視鏡検査のいずれか	50歳以上 ＊当分の間、胃部X線検査については40歳以上に対して受診可能	2年に1回 ＊当分の間、胃部X線検査については年1回受診可能
子宮頸がん	問診、視診、子宮頸部細胞診、および内診	20歳以上	2年に1回
肺がん	問診、胸部X線、および喀痰細胞診	40歳以上	年1回
乳がん	問診、乳房X線検査（マンモグラフィー） ＊視診、触診は推奨しない	40歳以上	2年に1回
大腸がん	問診、便潜血検査（便中に混じる血液の検査）	40歳以上	年1回

（厚生労働省HPより著者作成）

隔の詳細については、図表4をご覧ください。がんを効率よく見つけてもらうためには、がん検診を定められた年齢に適切な間隔で受ける必要があります。

日本におけるがん検診受診率

厚生労働省は、がん検診受診率60％以上を目指していますが、すべてのがん検診において受診率は60％には到達していません。内閣府が行った調査によれば、がん検診を受けない主な理由は、「心配なときは、いつでも医療機関に受診できる」、「費用がかかり、経済的にも負担になる」、「受ける時間がない」、「健康に自信があり、必要性を感じない」などです（図表5）。

がん検診は、症状が出る前にがんを見つけることを目的としているため、健康な状態で受けるべき検査です。また、「がんが心配になった」とき、症状が出ていない段階で、かかりつけ医に相談しても保険適用の検査を受けることはできません。その場合、自費となるため高額な費用がかかってしまいます。他方、がん検診には、地方自治体の補助があるため、その検診費用は比較的安く、胃がん検診５００～５０００円、子宮頸・乳がん検診５００～２０００円、肺・大腸がん検診５００～１０００円ほどと報告されています。少々時間を割いて、比較的安い費用で受けられるがん検診を受けましょう。

図表5　がん検診未受診の理由

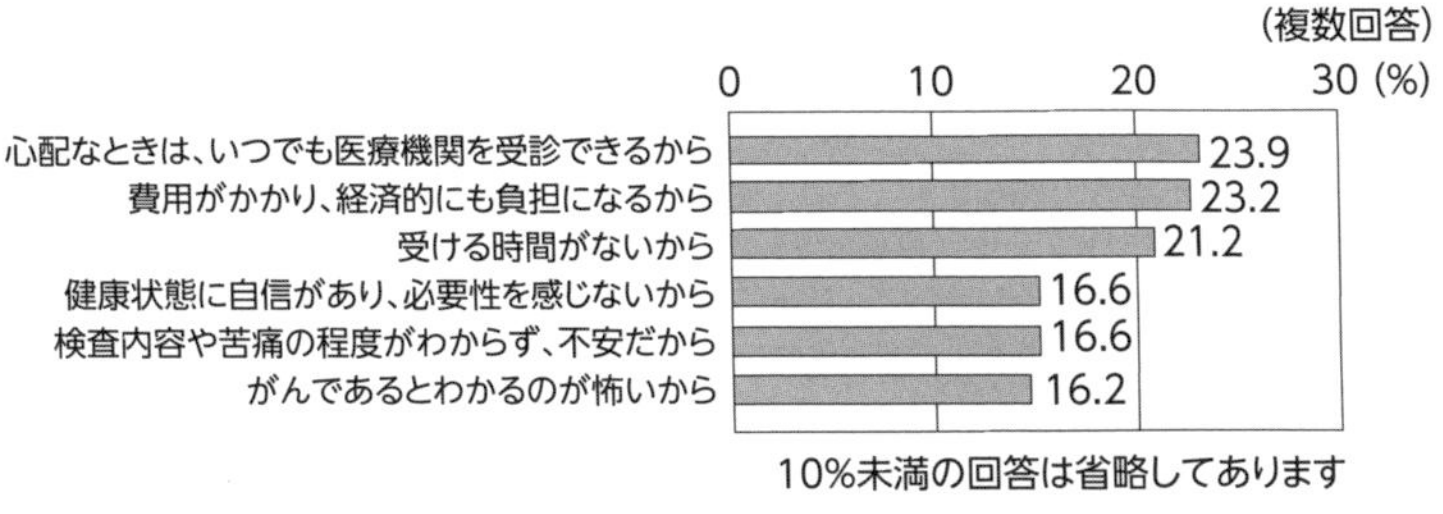

10%未満の回答は省略してあります

[内閣府がん対策に関する世論調査(令和5年7月調査)より著者作成]

人間ドックを受けていますか

図表6に示したように、人間ドックには、がん、生活習慣病などの体の異常を早期に発見するのに役立つ検査項目が多く含まれています。人間ドックでは、胃部X線検査（あるいは胃内視鏡検査）、腹部超音波検査、CT検査、MRI検査なども、希望により選択できます。自費で受ける必要があるため、その他の検診、健診と比較すると多くの費用がかかります（実施施設、受けるメニューによって異なりますが3万～7万円程度）。お住まいの自治体やお勤めの会社によっては、人間ドックのための補助金・助成制度がありますので、問い合わせてみてはいかがでしょうか。

人間ドックでは、それぞれの健診機関、医療機関で考案された専門ドックも受けられます。例えば、私が所属している「岡崎市医師会はるさき健診センター」では、脳ドック、肺ドック、大腸ドック、肝臓ドック、認知機能ドック、PET―CTなどの専門ドックを取り揃えています。しかし、どの専門ドックを、どのような間隔で受けるべきか、迷ってしまいますね。例えば、生活習慣（飲酒・喫煙の有無）、すでに治療を受けている疾患、さらには、家族がかかったことのある疾患（がん、高血圧、糖尿病などの慢性疾患、脳卒中など）を参考にして選択するとよいと考えます。ご自身での判断が難しい場合は、かかりつけ医、あるいは健診機関の担当者に問い合わせてみましょう。

図表6　人間ドック検査項目一覧表

検査分類	検査項目	Sコース	Aコース	Bコース	協会けんぽ 一般健診
内科診察	問診、内科診察	○	○	○	○
身体計測	身長・体重・標準体重・腹囲	○	○	○	○
	肥満度	○			
循環器系	血圧・心電図	○	○	○	○
	心拍数	○			
呼吸器系	胸部X線(正面)	○	○	○	○
	肺機能(肺活量・%肺活量・1秒量・1秒率・%1秒量)	○	○	○	
	胸部X線(側面)	○			
消化器系	胃部X線(食道・胃・十二指腸)	○	○	○	○
	便潜血(2回法)	○	○	○	○
	腹部超音波(肝臓・胆嚢・膵臓・腎臓・脾臓・腹部大動脈)	○	○	○	
腎臓・尿路系	尿素窒素・尿ウロビリノーゲン	○	○	○	
	クレアチニン・尿蛋白・尿潜血・eGFR	○	○	○	○
	尿pH	○	○		
	尿沈渣	○	○		
	尿比重	○			
糖代謝	空腹時血糖	○	○	○	○
	HbA1c(NGSP)・インスリン・HOMA-IR	○	○	○	
	尿糖	○	○	○	○
脂質代謝	総コレステロール・中性脂肪	○	○	○	○
	HDLコレステロール・LDLコレステロール	○	○	○	○
	Non-HDLコレステロール	○			
痛風	尿酸	○	○	○	○
膵機能	血清アミラーゼ	○	○	○	
肝機能	総蛋白・アルブミン・LD(LDH)・総ビリルビン	○	○	○	
	AST(GOT)・ALT(GPT)・ALP・γ-GT(γ-GTP)	○	○	○	○
	A／G比・LAP・コリンエステラーゼ	○	○	○	
	HBs抗原	○			過去未受診の希望者
	HCV抗体				
電解質	ナトリウム・カリウム・クロール	○	○		
	カルシウム・無機リン	○	○		
免疫	リウマトイド因子	○	○		
	CRP	○	○	○	
	STS(RPR)・TPHA	○			
造血器	赤血球数・白血球数・血色素量・ヘマトクリット値	○	○	○	○
	MCV・MCH・MCHC	○	○	○	
	血小板数	○	○	○	
	血液像	○	○		
眼科	視力	○	○	○	○
	眼底	○	○	○	
	眼圧	○	○	○	
聴力	聴力	○	○	○	○
その他	血液型	○			
医師による結果説明		当日実施	当日実施	×	×
保健師により結果説明(事前予約制)		後日実施	後日実施	後日実施	後日実施

(岡崎市医師会はるさき健診センターHPより引用)

がん検診、人間ドックの後、結果を慎重にみていますか

がん検診、人間ドックを受けたことのある方々にお尋ねします。それらの結果を慎重にみて判断していますか。図表7には、「がん検診の流れ」を示してあります。まず、健康で症状のない、定められた年齢の方々が、各種のがん検診を受けます。検診の結果が「異常なし、またはがんの疑いはない」の場合は、今後も定期的にがん検診を受けましょう。一方、「要精密検査、がんの可能性があります」と判断された場合は、医療機関で精密検査を受ける必要があります。がんと確定診断された場合は、医療機関でがん治療を受けます。人間ドックにおいても、「要精密検査・治療」と判断された場合、慎重な対処が必要です。がん、高血圧、糖尿病などの生活習慣病の始まりかもしれません。

健康だから、症状がないからと、ご自身で判断して要精密検査の結果を放置しておくことだけは避け、かかりつけ医あるいは、最寄りの医療機関に受診して精密検査を受けましょう。

図表7　がん検診の流れ

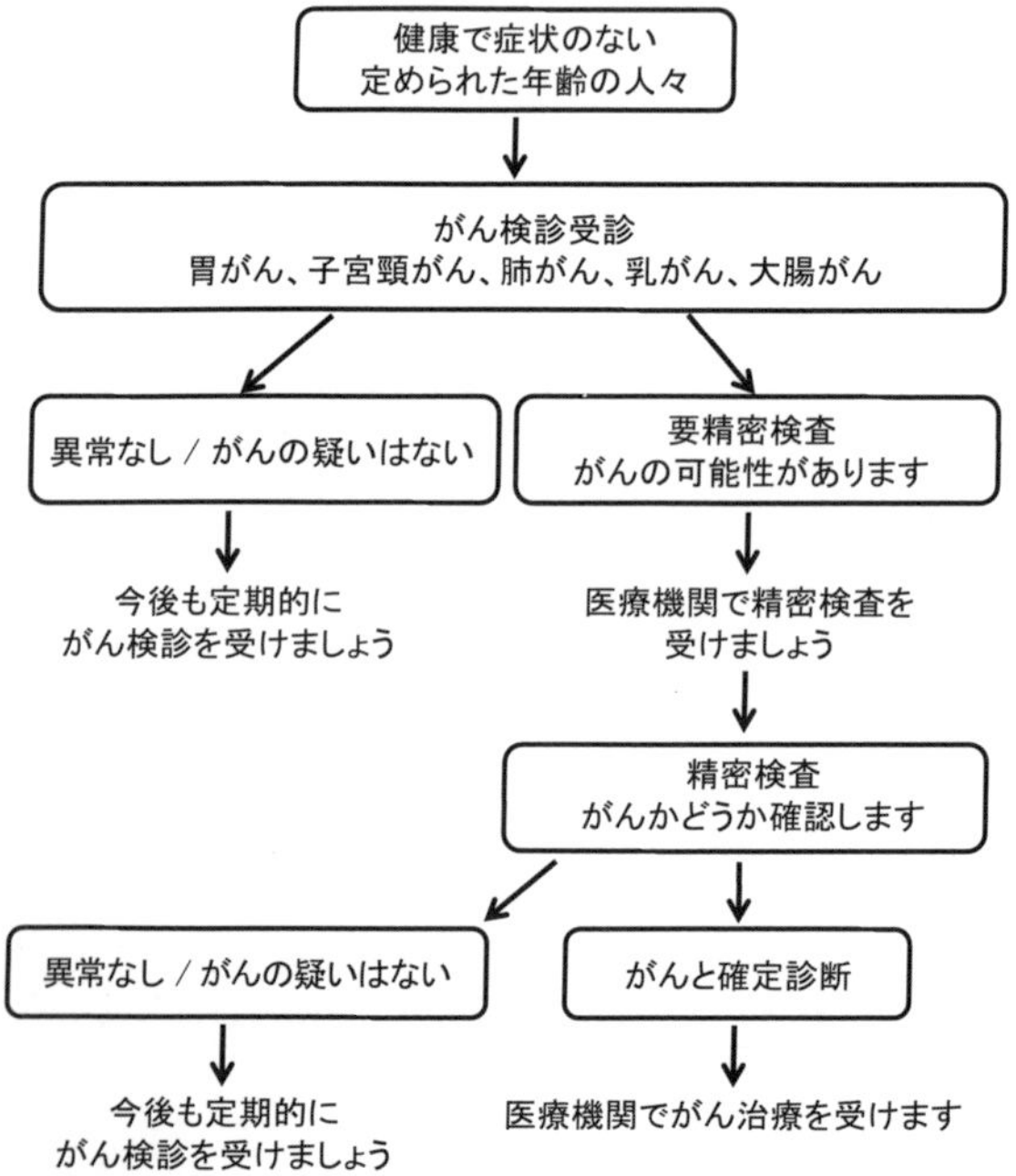

まだ、検診および健診を受けたことのない方へ

各地方自治体において、がん検診、人間ドック、および各種健診の案内をしています。地方自治体から委託を受けた健診医療機関および病院で、それらを受けることができます。まず、問い合わせることから始めませんか。巻末に名古屋市、および近隣に位置している健診医療機関・病院の住所、電話番号、ホームページ、二次元コードなどを掲載してあります。ぜひ利用してください。

これまで記してきたように、健康に感じていても、症状がなくても、重い病気になってしまう前に、健康状態を調べてもらう必要があります。自動車では、気付かないような故障を未然に見つけるため定期的に車検を受けるように、40歳になったら、「けんしん」を受け始めましょう。40歳以上で、未だ受けたことのない方々は、ぜひ、最初の一歩を踏み出しましょう。

胃がん検診　おすすめの受け方は？

医学研究科消化器・代謝内科学　西部医療センター　准教授
森　義徳

胃がん検診は5大がん検診のひとつとされています。胃がん検診のメリットはあるのでしょうか？　どんなことをするのでしょうか？　検査は苦しいのでしょうか？　おすすめの受け方ってあるのでしょうか？　みなさんのそんな疑問にお答えします。

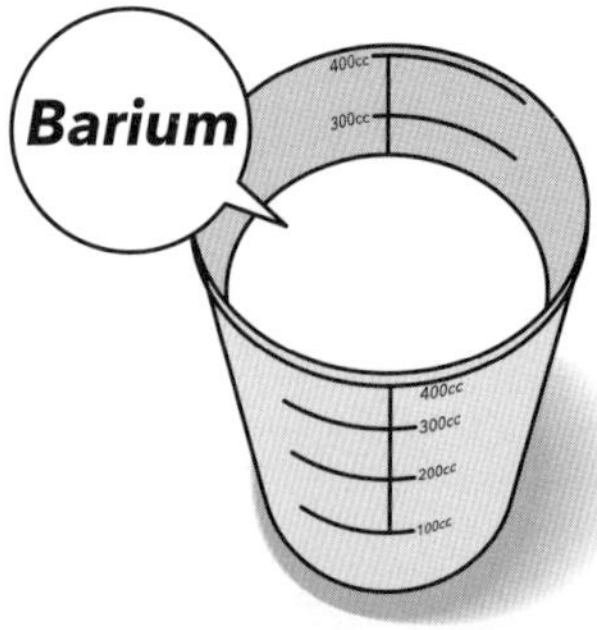

胃がん検診を受けたほうがよい？

やはり胃がん検診は受けていただいたほうがよいです。私自身も実際に診療をしていて、患者さんに「本当に胃がん検診を受けてよかったですね」とお話しすることがしばしばあります。早期で胃がんが見つかった場合、体に負担の少ない内視鏡治療や手術で治療ができ、5年生存率は95％以上となっています。科学的根拠としても、胃がん死亡率の減少効果が胃X線検査で40％程度、胃内視鏡検査で30～50％程度減少したという報告があります。胃がん以外にも、食道がんなどの他のがんが見つかることもあります。

しかし、胃がん検診の受診率は3～5割程度と低く、「忙しくて検診を受ける時間がない」、「苦しそうなのでやりたくない」、「検査を受けて結果を聞くのが怖い」などの理由で検査を受けたくないという気持ちもよく分かります。

本章で「胃がん検診でどんなことをするのか」、「おすすめの胃がん検診の受け方」などを知っていただき、胃がん検診を受けるきっかけとなれば幸いです。

胃がん検診って何するの？

胃がん検診の代表は胃X線検査（バリウム検査）と胃内視鏡検査（胃カメラ）です。その他に血液検査で胃がんのリスクを判断するＡＢＣ検診があります。

①胃X線検査（バリウム検査）
胃X線検査は、検査台の上でバリウムと発泡剤を飲んでから、体位変換することでバリウムを胃の粘膜に付着させて、X線で胃の中を撮影する検査です。発泡剤を飲むと炭酸ガスが発生して胃がふくらみ、ゲップが出そうになりますが我慢します。検査後は下剤を服用して水分を多く飲んでバリウムを排出する必要があります。稀に腸に残ったバリウムで腸閉塞になることなどがありますが、比較的手軽に受けられるリスクの少ない検査です。内視鏡と比べると、胃の全体像はとらえやすいですが、早期の胃がんは見つけにくいです。胃X線検査で異常を指摘された場合は、胃内視鏡検査を受ける必要があります。

②胃内視鏡検査（胃カメラ）

胃内視鏡検査は、局所麻酔をしてから、口もしくは鼻から内視鏡を入れて、胃の中を見る検査です。直接胃の中を見るので、色調の変化や粘膜のわずかな変化をとらえることができます。異常を認めた場合は組織を採取することがあります。早期胃がんは胃X線検査よりも胃内視鏡検査のほうが発見しやすいです。デメリットとしては、人によっては検査の苦痛が大きい、内視鏡で粘膜を傷つけることがある、組織採取の時に出血することがある、稀に麻酔のアレルギーがある、などがあります。

③ＡＢＣ検診（血液検査）（図表1）

ＡＢＣ検診は、血液検査によってピロリ菌の感染の有無と、ペプシノゲンの有無を調べ、それらの有無のパターンによって、Ａ～Ｄ群に分けて、胃がんのリスクを判断する検査です。ペプシノゲンは胃の粘膜の萎縮（老化）の程度を見る検査です。胃の萎縮が高度に進行すると、ピロリ菌が胃に住めなくなるため、ピロリ菌感染の検査が陰性になることがあります。高度に胃の萎縮が進行した状態は胃がんのリスクが高いため、ピロリ菌だけでなくペプシノゲンも調べます。ＡＢＣ検診は胃がんの有無を直接調べる検査ではなく、胃がんのかかりやすさを調べる検査です。Ｂ～Ｄ群と判定された方は、内視鏡検査を受ける必要があります。またA群でも胃がんや胃炎が紛れ込んでいることがあり、一度は内視鏡検査を受けることを勧めます。

図表1　ABC検診

	A群	B群	C群	D群
ピロリ菌	(−)	(+)	(+)	(−)
ペプシノゲン値	(−)	(−)	(+)	(+)
胃粘膜の状態	正常	軽度萎縮	中等度萎縮	高度萎縮
胃がんの危険度	低 →			高

（NPO法人 日本胃がん予知·診断·治療研究機構HPより著者作成）

④腫瘍マーカー

がんの検診で腫瘍マーカーを調べる検査がありますが、検診でCEAやCA19−9などの腫瘍マーカーを測定することは推奨されていません。（前立腺がんの腫瘍マーカーであるPSAなど検診に有効とされている腫瘍マーカーもあります）。CEA、CA19−9などの腫瘍マーカーは早期がんでは異常がないことがほとんどです。他の理由（タバコ、糖尿病、他の良性疾患など）で上昇することが多く、過剰診断となることがしばしばあります。本来CEAやCA19−9は手術後の再発の確認や抗がん剤治療の効果判定に用いるものとされています。

胃がん検診はいつ頃、何を受ければよい？

国の指針によれば、50歳以上の方は、2年に1回、胃X線検査もしくは胃内視鏡検査を受けることが推奨されています。ただし、国の指針は、科学的根拠、全国各地の検査を行う施設の状況、検査のコストなどのいろいろな観点からみた推奨です。国全体と各個人では観点が少し異なるところがあります。ここでは、おもに各個人の観点を中心にお伝えします。

胃X線検査と胃内視鏡検査のどちらを受けたほうがよいのでしょうか？　胃X線検査と胃内視鏡検査における検査の精度は、内視鏡検査のほうが高いです。胃がんの発見率は胃内視鏡検査のほうが、胃X線検査と比較して3倍程度高値であったことが報告されています。また内視鏡で発見された胃がんのほうが、胃X

線検査で発見された胃がんより、早期で発見される割合が高く、内視鏡治療で治癒する割合が高いと報告されています。入院が必要となるぐらいの偶発症（検査の際に偶然に生じた症状）の頻度は胃内視鏡検査で1・6人／10万人、胃X線検診で0・18人／10万人だったとの報告があります。どちらもかなり確率は低いのですが、検診に伴うデメリットも頭の隅には置く必要があります。以上より、わずかに偶発症リスクが高くなりますが、診断能が高いことから胃内視鏡検査がお勧めです。

日本消化器内視鏡学会で図表2に示すような胃がん検診が提案されており、受け方の一つの目安になると思います。40歳未満では血液検査（ABC検診）でピロリ菌感染などの胃がんリスクをチェックします。ピロリ感染があれば、ピロリ菌の除菌治療を受けます。40代でもピロリ感染があれば、胃がんのリスクがあるため、内視鏡検査を受けます。50歳以上では2年毎の内視鏡検診を受けますが、ピロリ菌未感染で、喫煙・タバコなどの食道がんリスク因子がないのであれば、検診間隔の延長を検討します。

早期の胃がんは自覚症状がないことがよくあります。自覚症状がないうちに検査を受けることが重要です。時々、胃痛などの自覚症状がある方で、胃がん検診を受けて調べようとする方がいますが、症状がある場合は医療機関を受診することを勧めます。検診はあく

図表2　胃がん検診

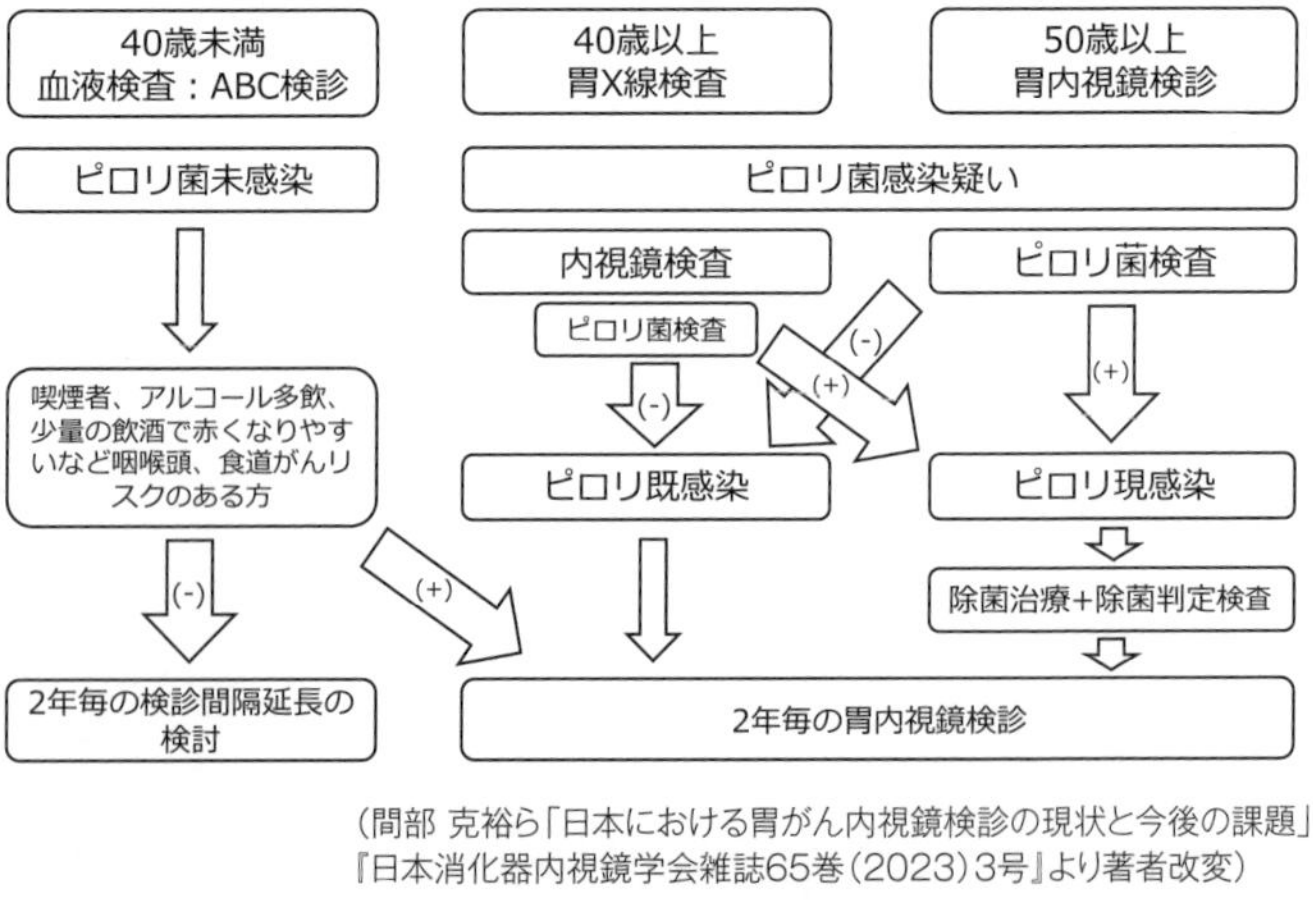

（間部 克裕ら「日本における胃がん内視鏡検診の現状と今後の課題」『日本消化器内視鏡学会雑誌65巻（2023）3号』より著者改変）

までも無症状の方から病気の早期発見・早期予防を目指しているので、症状のある場合の検査に適していません。

参考までに、私の周りのドクターに自分や家族に対して、どんな胃がん検診を勧めるかを聞いてみたところ、次のような返事をもらいました。

「ピロリ菌除菌後の場合は年1回。ピロリ菌陰性の場合は2年に1回。細い内視鏡を使って診てもらう」

「ピロリ菌陰性の場合は胃カメラを3～5年に1回」

「2～3年に1回、胃X線検査か胃内視鏡検査。続けることが大事（自分自身はなかなかできていないが…）。」

まずピロリ菌の有無を確認して、その結果に応じて胃内視鏡検査の間隔を判断するという意見が主流のようです。

ピロリ菌検査ってそれほど大事？

ここまでで、何度もピロリ菌の話が出てきました。胃がんとピロリ菌の関係については、最近では広く知られているようになってきていますが、いま一度お伝えします。（名市大ブックス第三巻「胃がんとピロリ菌のお話」もご参照ください）

胃にピロリ菌が感染すると、胃で炎症が生じます。これが長く続くことで慢性胃炎（萎縮性胃炎）となります。更に加齢、喫煙、高塩分食などの影響が加わって、胃がんが生じると考えられています。胃がんの9割以上はピロリ菌が関係しているといわれているため、ピロリ菌の有無は非常に重要です。

ピロリ菌は幼少期の胃の発達が未熟な時期に感染すると言われています。井戸水などにピロリ菌が潜んでいて、これらを摂取してピロリ菌に感染すると考えられています。現代では上下水道の整備が整っているため、若い世代の感染率は低くなっています。ピロリ菌の陽性率は1960年以前に生まれた世代では50％以上ですが、1960年代生まれは30％、1970年代生まれでは20％、1980年代以降生まれでは10％未満であると報告されています。このため今後は若い世代の胃がんの患者数が減っていくと考えられています。

ピロリ菌は1週間抗生剤と胃薬を服用することで9割ぐらいの方で除菌が成功します。一度除菌した後にピロリ菌に再感染することは稀です。ピロリ菌を除菌することで胃がんの発生が1／3程度に抑えられるといわれていますが、胃がんになる可能性がゼロになるわけではないため、ピロリ菌除菌後にも定期的な検診が必要です。

胃内視鏡検査を楽に受けられないか？

胃内視鏡検査と聞くと大変そうですよね。何とか検査を楽に受けられないものでしょうか。一つ目の方法は経鼻内視鏡といって、鼻から内視鏡を入れる方法があります。経鼻内視鏡の場合、オエッとなるような嘔吐反射が起こりにくくなります。ただし、鼻の中が狭い方は、鼻がこすれて痛いとか、鼻血が出るなどといった症状が出ることがあります。二つ目の方法は細い内視鏡を使って、口から内視鏡を入れる方法です。通常の内視鏡は径が10㎜程度あるのですが、細い内視鏡の場合5㎜程度であるので、苦痛が軽減されます。三つ目の方法は鎮静剤を使う方法です。施設によっては鎮静剤を使って眠った状態で内視鏡検査を受けることができます。当院では精密検査の方が多く、マンパワーの問題で胃がん検診の際に鎮静剤を使えないのですが、内視鏡がどうしても苦手な方は鎮静剤を使うと楽に受けられます。鎮静剤による血圧低下、呼吸抑制などの副作用に注意が必要です。検査後はリカバリールームでしばらく安静にする必要があり、検査当日は車などの運転ができません。

新しい方法は研究されている?

胃がんの内視鏡診断にＡＩ（人工知能）が有用である可能性が示されています。胃Ｘ線検診や胃内視鏡検診の画像をＡＩで診断することにより精度を高めることができます。その他に最近では、血液などから多種類のがんを一度に調べる多がん早期検出 Multi-Cancer Early Detection（ＭＣＥＤ）検査が研究されています。将来的には、血液検査で胃がんに限らず、網羅的にがんに関係する異常を検出して、早期発見につなげることが試みられています。現在は、胃がん、子宮頸がん、大腸がん、肺がん、乳がんと臓器毎に個別に検査をしていますが、血液検査だけで、一気に検査ができればすごく楽ですよね。まだ精度や倫理的な問題などの課題が多く、実用化には至っていませんが、今後の研究開発が期待されます。

おわりに

作家の故・石原慎太郎さんによれば、「専門家の検査を受けるというのは、必ず老いている人間の人生の中で、より長くよりすこやかに生きていくための最低必要条件には違いない」（『老いてこそ人生』）とのことです。確かに、忙しい合間に時間を作って、多少なりとも苦痛を伴う検査を受けることは大変ですが、何とか最低必要条件を満たすように自分自身に対する責任を果たしていきたいものですね。

コラム
Column
1

放射線被ばくと検診
～低線量CTへの期待

医学研究科放射線医学 教授　樋渡 昭雄

みなさんは放射線被ばくに、どのような印象をお持ちでしょうか。放射線にはDNAを傷つける力がありますが、健常人にはDNA損傷を自然に直すメカニズムがありますので、日常生活でこれを自覚することはまずありません。一方､その損傷効果を活用する放射線治療では、近年の技術革新もあり、手術やその他の治療と比べても遜色のない成績を収める疾患も増えてきており、いわゆる“切らずに治す”治療に利用されています。

放射線は自然界に存在するために、これから逃れて生活することはできません。食物、空気中、大地、宇宙から、平均で年間2.1(日本)～ 2.4(世界)mSv(ミリシーベルト、放射線の単位です)被ばくしています。なお、胸部X線検査は１回で0.06mSv、通常の胸部CTは1回で2.4～ 12.9mSv被ばくするとされます。CTは単純X線検査に比べて詳細な画像情報が得られ、肺がんを含めた病気の評価に有用ですが、一般に被ばく量が多くなります。そのため、肺がん検診にCTを用いる場合は、標準的な体型の方の被ばく量が2.5mGy(ミリグレイ、放射線の単位です)以下となる低線量CTが推奨されています。(注：X線の場合はGy:吸収線量とSv:実効線量は同じ値になります)

喫煙は肺がんの重大な危険因子であることはご存知の方が多いと思います。重度の喫煙者を対象にした検診による肺がん死亡率減少効果を調べた米国の研究(NEJM 2011;365:395-409)では、低線量CTの方が単純X線検査を使用した場合より良かったとの報告があります。しかし、日本人や、非喫煙ないし軽度の喫煙者を対象にした、低線量CT検診による肺がん死亡率の低下を証明した報告はなく、現在進行中の研究結果が待たれます。

名古屋市立大学では従来のCTよりも低線量で、高解像度の画像が得られる最新鋭のフォトンカウンティングCTが稼働しています。これら技術の進歩や知見の集積により、肺がんを含めた病気の治療成績向上や健康寿命の延長につながることを期待しています。

子宮頸がんをめぐる課題と検診について

医学研究科産科婦人科学　助教　西川　隆太郎

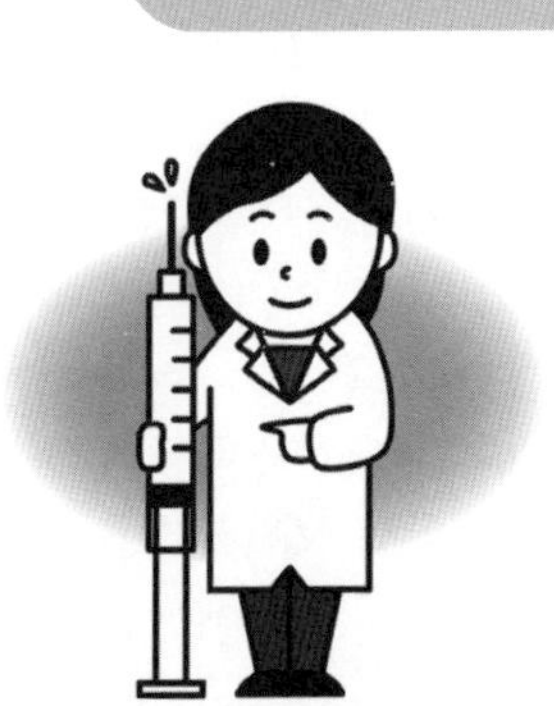

子宮頸がんは、女性の体に大きな影響を与える病気の一つです。子宮の入り口にあたる「子宮頸部」という部分にがんができることで、主な原因は「ＨＰＶ（ヒトパピローマウイルス）」というウイルスに感染することです。ＨＰＶは性交によって感染しますが、多くの人は免疫力で自然にウイルスを追い出します。ただし、ウイルスが体内に長く残ると、がんになる可能性があります。この病気は、早い段階で見つければ高い確率で治療できるため、定期的な検診を受けることがとても大事です。

子宮頸がんの罹患率と死亡率

日本では、毎年約1万人の女性が子宮頸がんにかかっているとされています。つまり、１００人の女性が集まれば、そのうちの1人が一生のうちに子宮頸がんにかかる可能性があるということです。特に20代後半から30代、40代の女性に多く発症しており、若い世代でも注意が必要です。

また、子宮頸がんで亡くなる女性も毎年約2900人います。これは、1日に約8人の女性が子宮頸がんで命を落としている計算です。がん全体で見れば、子宮頸がんによる死亡率はそれほど高くはありませんが、早期に発見すれば防げる命が失われていることが問題です。もう一つの問題点としてがんになる年齢が若いということです。これが子宮頸がんが「マザーキラー」と呼ばれるゆえんです。

子宮頸がんの原因とリスク

子宮頸がんの最大の原因はHPVですが、このウイルスにはたくさんの種類があり、特にHPVの16型と18型が全世界の子宮頸がんの約7割を引き起こすことが知られています。HPVはとても一般的なウイルスで、性交渉を通じて簡単に感染します。性的に活発な人のほとんどが、生涯に一度はHPVに感染するとされています。しかし、HPVに感染しても、多くの人は1~2年の間に体の免疫力でウイルスを排除します。

ただし、ウイルスが体に長く残る場合、子宮頸部の細胞が変わり、それががんに進行するリスクが高まります。HPVに感染しても必ずしもがんになるわけではありませんが、特に性交渉を若い頃からしていたり、複数のパートナーがいる場合、または喫煙などが原因でがんになる確率が上がります。喫煙は、HPVから子宮頸がんへの進行を早める要因の一つです。

男性のHPV罹患と子宮頸がんリスク

HPVは、女性だけでなく男性も感染することがあります。男性の場合、HPVに感染すると、陰茎がんや肛門がん、喉頭がんなどを引き起こす可能性があります。さらに、男性がHPVに感染した場合、パートナーの女性にウイルスを伝染させる可能性があるため、結果として女性の子宮頸がんリスクが高まります。つまり、HPVは男女双方にとってリスクがあり、男女ともに予防策を取ることが大切です。

現在、日本では女性を対象にHPVワクチンの接種が推奨されていますが、男性に対してもワクチン接種の重要性が注目され始めています。オーストラリアやアメリカなどでは、すでに男女両方にHPVワクチンの接種を推奨しており、これが子宮頸がん予防の効果を高めているとされています。

子宮頸がんの予防と検診

子宮頸がんは、予防できるがんです。現在、HPVワクチンの接種と定期的な検診が、子宮頸がんの予防に大きな効果があることが分かっています。HPVワクチンは、特にHPVの16型と18型に対して強い予防効果があり、性交渉を始める前に接種することが大事です。日本でも、12歳から16歳の女子は無料でHPV

ワクチンを接種できる制度があります。

キャッチアップ接種について

しかし、過去に日本では一時期、ＨＰＶワクチンの接種が推奨されなかった時期があり、そのためワクチンを受けられなかった世代があります。これに対応するために、２０２２年から「キャッチアップ接種」という取り組みが始まりました。これは、本来接種を受けるべきだった時期に接種できなかった女性に対し、無料でＨＰＶワクチンを受けられる機会を提供するものです。キャッチアップ接種は、１９９７年4月2日から２００６年4月１日までに生まれた女性が対象で、通常の接種と同じように3回の接種が無料で受けられます。これにより、ワクチンを逃した世代にも予防のチャンスが広がっています。

定期的な検診が最も重要

ワクチンを受けたとしても、すべての種類のＨＰＶから守れるわけではないため、定期的な検診も必要です。日本では、20歳以上の女性は2年に1回、子宮頸がんの検診を受けることがすすめられています。この検診では、子宮頸部の細胞を採取して、がんやその前段階の異常がないか調べます。もし異常が見つかった場合は、さらに詳しい検査を受け、治療が必要かどうか判断します。

日本における検診の現状

日本では、子宮頸がん検診の受診率が低いのが問題となっています。２０２０年の厚生労働省の調査によると、子宮頸がん検診を受けた女性は全体の42・１％でした。これは、フィンランドや欧米諸国と比べて非常に低い数字です。例えばフィンランドでは、検診の受診率が70％以上、欧米諸国でも60％から80％の範囲です。

なぜ日本ではこれほど検診率が低いのでしょうか。理由の一つは、検診の大切さが十分に知られていないことです。特に若い女性は「まだ自分には関係ない」と感じることが多く、検診を受ける必要性を感じていないことが多いです。実際、20代の女性の検診率は特に低く、30代以上の女性と比べると大きな差があります。

また、検診に対する不安も影響しています。「痛そう」「恥ずかしい」といったイメージから、検診を避ける女性が少なくありません。しかし、検診は短い時間で終わり、痛みもほとんどありません。こうした誤解をなくし、検診を受けやすい環境を整えることが必要です。

HPVワクチン接種の課題

もう一つの課題は、ＨＰＶワクチンの接種率の低さです。日本では、ＨＰＶ

ワクチンは２００９年に承認され、国の予防接種プログラムに含まれましたが、２０１３年に副反応が報道されたことをきっかけに接種率が大幅に低下しました。２０２２年の時点では、ＨＰＶワクチンを接種した女性は10％にも満たない状況です。

世界保健機関（ＷＨＯ）は、ＨＰＶワクチンを子宮頸がん予防のために強く推奨しています。オーストラリアやイギリスでは、ワクチンの接種率が70％以上に達しており、子宮頸がんの発症率が大幅に減少しています。

日本でも、政府はワクチンの安全性についての情報を広め、接種を促進する取り組みを強化しています。２０２２年にはＨＰＶワクチンの積極的な接種推奨が再開されましたが、多くの人々がワクチンについて不安を感じているのが現状です。ワクチンの副反応は、稀に起こることもありますが、重い症状は非常に少なく、全体としてワクチンの効果がはるかに大きいことが国際的に認められています。当大学の公衆衛生学において行われた調査では、子宮頸がんワクチンを打ったことにより、報道されたような副反応が増えるわけではない、と言う事が、統計学という手法において示されています。ですので、正しい情報をもとにワクチンの安心感を広めることが大事です。

子宮頸がん検診の重要性

子宮頸がんは、早期に発見されれば治療の成功率が非常に高いがんです。がんの初期段階では症状がないため、定期的な検診が必要です。もし検診で異常が見つかれば、がんになる前に治療ができることが多いです。

特に若い女性では、「まだがんにならない」と思いがちですが、20代や30代でも子宮頸がんになることがあります。日本のがんデータによると、子宮頸がんは30代後半から40代にかけて多く発症しますが、20代でも発症する例があります。そのため、若い世代でも定期的に検診を受けることが大切です。

また、妊娠を希望している女性にとっても、子宮頸がん検診は非常に大事です。がんが進行してしまうと、子宮を摘出しなければならないことがあり、妊娠が難しくなることがあります。早期に発見すれば、治療後も妊娠できる場合が多いため、妊娠前の検診が特に重要です。

今後の日本の取り組み

日本では、子宮頸がん検診の受診率を上げ、HPVワクチン接種を促進するためにさまざまな取り組みが進められています。自治体によっては、検診を無料で受けられるクーポンを配布したり、職場や学校で検診の機会を増やしたりしています。しかし、これだけでは不十分で、社会全体で検診とワクチンの重要性を理解し、行動することが求められます。

特に、若い女性やその親に対して、HPVワクチンの安全性や検診の大切さをもっと伝える教育が必要です。さらに、職場や地域での啓発活動を強化し、忙しい女性でも検診を受けやすい環境を整えることが重要です。例えば、職場の健康診断に子宮頸がん検診を加えるなど、柔軟な対応が求められます。

おわりに

子宮頸がんは予防できるがんです。検診とワクチン接種によって、多くの命を救うことができます。しかし、日本では子宮頸がん検診の受診率が低く、HPVワクチンの接種率も非常に低いままです。検診を受ければ、がんを早期に発見し、治療することで命を守ることができます。

今後は、日本全体で子宮頸がん検診の大切さを伝え、HPVワクチンの安全性を理解してもらう取り組みが必要です。社会全体での啓発活動を進め、検診とワクチンによって子宮頸がんを防ぐことができるという意識を高めることが求められます。

静かに迫りくる脅威
肺がん検診で早期発見しましょう

医学研究科呼吸器・免疫アレルギー内科学　講師　上村 剛大

肺がんは部位別がん罹《り》患数2位、がん死亡数1位と、罹患しやすく死亡にもつながりやすい、たいへんたちの悪い病気です。症状が出てからでは肺がんの治療は限られてしまいます。そのため、症状のない段階での早期発見が重要です。もし肺がんになったとしても、早期発見でよい治療へ結びつけられるように、肺がん検診をうまく利用しましょう。

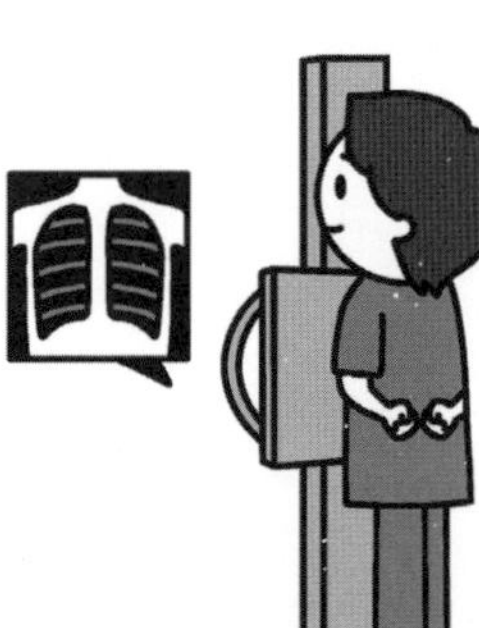

はじめに

みなさんは「肺」が、体の中でどのような役割を持っているか、ご存じでしょうか。肺は外部から体内に酸素を取り入れ、血液で運ばれてきた体内の不要な二酸化炭素を外部へ排出する重要な役割を持っています。そして、肺の中の空気の通路である「気管支」や酸素と二酸化炭素の交換を行う「肺胞」の細胞が何らかの原因でがん化したものが「肺がん」です。肺がんは喫煙との関連が強く、たばこを吸う人の肺がんになる危険性はたばこを吸わない人に比べて男性で4・4倍、女性で2・8倍にもなります。たばこを吸わない人でも、たばこの煙がまん延している環境（受動喫煙）によって発症するリスクが高くなることもわかっています。第一にはたばこを吸わない、吸っているならすぐに禁煙することが肺がんの予防の第一歩です。かといって、「それなら私はたばこを吸わないから大丈夫！」というわけではありません。たばこを吸わない人でも肺がんになることは多くありますので、注意しなければなりません。

肺がんにはステージ分類という、進行度合を表す指標があります。これには早期のⅠ期から進行しているⅣ期まであります（図表1）。外来へ初めて来られる肺がんの患者さんの多くは咳、痰、呼吸困難、胸の痛みなどの症状が出てきて困っている方ですが、残念ながら、症状が出ている場合は肺がんがある程度進行してしまっていることが多いです。そのため、肺がんを手術で治そうとすると、症状のない、早い段階で発見する必要があります。早期の段階で肺がんを見つけるために、今回私が解説する肺がん検診はたいへん役に立ちます。

図表1　臨床病期⇒肺がんの進行度合の評価

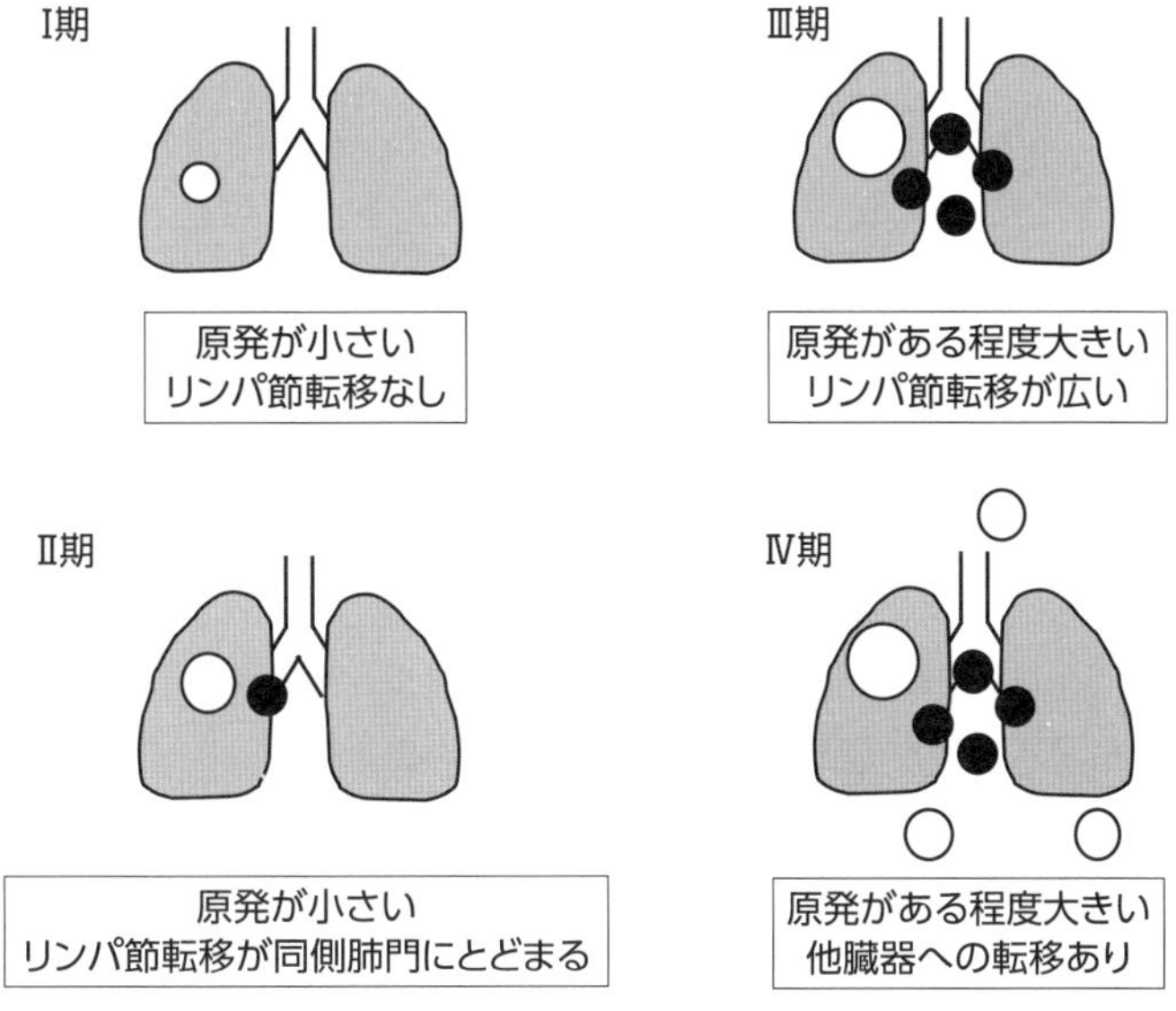

肺がんの疫学

「がんの統計2024（公益財団法人　がん研究振興財団）」から、肺がんをはじめとする多くのがんの疫学に関する情報を知ることができます。これによると、肺がんは日本人の部位別のがん罹患数（1年で新たにがんと診断された人の数）2位、がん死亡数（1年でがんが原因で亡くなった人の数）1位の病気であり（図表2）、がんの中でも誰しもが遭遇しやすい、注意が必要ながんであることがわかります。さて、何らかのがんと診断された方のうち、5年後に生存している人の割合が、日本人全体で5年後に生存している人の割合と比べてどうか、という指標を「5年相対生存率」といいます。これは、何らかのがんと診断された場合に治療でどのくらい生命が救えるかを示す指標で、100％に近いほど治療で生命を救えるがん、0％に近いほど治療で生命を救うのが難しいがんであることになります。肺がんの5年相対生存率は34・9％であります。この数字だけでは実感がつかみにくいですが、一般的に治しやすい胃がんの66・6％、結腸がんの71・2％よりは低く、治しにくい膵《すい》臓がん8・5％、胆のう・胆管がん24・5％よりは少し高いです（図表3）。これらの情報から、がん全体の中で肺がんは罹患しやすい上、治しにくいがんであることが理解できます。

また、がんが発見されたときに、どれくらい進行していることが多いか、ということが統計で示されています（「がんの統計２０２４」の「進行度分類」の項参照）。

図表2

部位別がん罹患数（2019年）

	1位	2位	3位
男性	前立腺	大腸	胃
女性	乳房	大腸	肺
総数	大腸	肺	胃

部位別がん死亡数（2022年）

	1位	2位	3位
男性	肺	大腸	胃
女性	大腸	肺	膵臓
総数	肺	大腸	胃

（「がんの統計2024（公益財団法人 がん研究振興財団）」より作成）

肺がんは「限局（がんが原発臓器に限局している）」27・7％、「領域（原発臓器の所属リンパ節への転移を伴っている）」25・6％、「遠隔（遠隔臓器、遠隔リンパ節などに転移・浸潤がある）」38・1％、「不明」8・6％となっております（図表4）。

　これは、胃がん、結腸がんはそれぞれ「限局」53・9％、42・6％、「領域」20・7％、30・0％、「遠隔」18・3％、20・3％であることを考えると、他のがんと比べて肺がんは「限局」の状態（いわゆる早期）で発見されることは少なく、「領域」や「遠隔」といった、すでに進行した状態でみつかることが多いことがわかります。また、「限局」、「領域」、「遠隔」の患者さんがそれぞれどれくらいの期間を元気に過ごせるか、という指標である「臨床進行度別5年相対生存率」をみると、「限局」では83・5％と高い生存が期待できますが、「領域」では31・1％、「遠隔」では6・4％と低い生存割合であり、肺がんの発見が遅れるほど、元気で過ごせる期間が短くなってしまうことがわかります。

　肺がんの脅威は静かに迫りきますが、ある日に突然症状が出現して困る、といったことにならないように、肺がん検診で無症状のうちに肺がんを早期に発見し、精密検査から治療へつなげていくことが重要であることがわかります。

肺がん検診とは

　それでは、肺がん検診、とはどのようなものでしょうか。厚生労働省によって定められている「がん検診の指針」[※1]で、肺がん検診は、男性女性ともに40歳以上

図表4　臓器別の臨床進行度分布

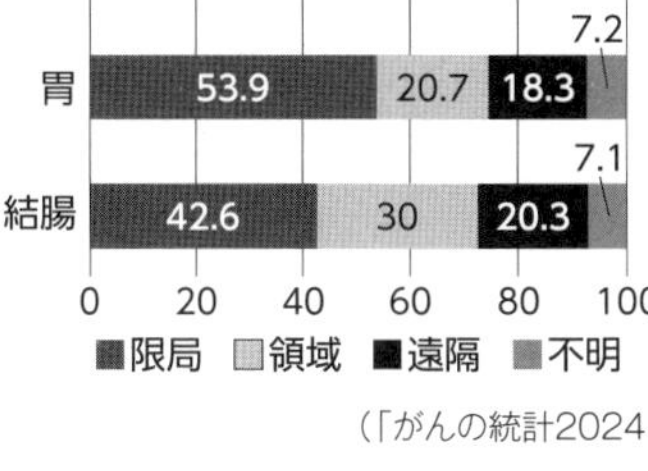

図表3　5年相対生存率（2009-2011年診断例）

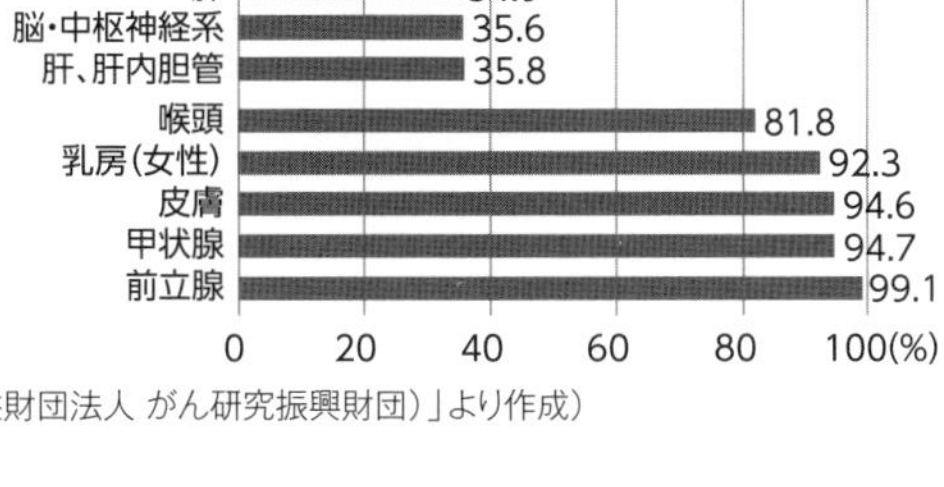

（「がんの統計2024（公益財団法人 がん研究振興財団）」より作成）

の方を対象として、「①質問（問診）、②胸部X線検査（いわゆるレントゲン検査）及び③喀痰細胞診《かくたんさいぼうしん》（痰の検査）」を検査項目としています。喀痰細胞診については原則として50歳以上の重喫煙者（喫煙指数６００以上の方。喫煙指数は「1日に吸うたばこの平均本数」×「喫煙年数」で計算されます。例えば、1日にたばこ20本を30年間吸っている場合には喫煙指数が６００となり、重喫煙者に該当します）のみとなっております。

受診間隔は年1回です。「①質問」の項目では、喫煙歴、職歴、血痰の有無および妊娠の可能性の有無を聴取し、過去の検診の受診状況などを聴取します。「②胸部X線検査」では、胸部X線写真を撮影します。息を大きく吸い込むと肺が膨らみ、肺の状態が写しやすくなりますので、検査技師の指示に従い、できるだけ大きく息を吸い込んでから息を止めます。撮影したX線写真を2名以上の医師で異常がないかを確認します。このとき、過去に撮影した胸部X線写真があれば比較を行い、変化がないかを確認します。

「③喀痰細胞診」では、肺がんの場合はがん細胞が痰の中に出てくることがあるため、対象となる方の痰を調べてがん細胞の有無を確認します。できる限り起床時の早朝に採取した痰を3日間分検査します。採取した痰に特殊な染色（パパニコロウ染色）を行い、顕微鏡で観察します。この観察は十分な経験のある医師や臨床検査技師が在籍する専門的検査機関で行います。

これら3つの結果から、さらなる精密検査が必要かを医師が総合的に判断し、市町村や検診実施機関から検診を受けた方へ速やかに通知を行います。

※1 がん検診の指針
厚生労働省の「がん予防重点健康教育及びがん検診実施のための指針」

肺がん検診の結果の見方

それでは、肺がん検診を受けて判明した結果をどのように判断するか、確認していきましょう。「質問」の結果、血痰があったことが判明した方は、肺がんの症状である疑いもあり、医療機関の受診をお勧めします。

次に、胸部X線写真の画像を図表5に示します。この画像から、図表6のように、気管、肋骨《ろっこつ》、胸膜《きょうまく》、横隔膜、大動脈、心臓、肺に異常がないかを確認します（胸部X線写真は左右が逆になります）。図表5の胸部X線写真の左下（すなわち、読者の方から直接見て右下の方です）の場所は、図表6のように胃に空気がたまっている状態で、病気として異常があるわけではありません（患者さんからよく「ここは異常ですか？」と聞かれることが多いです）。図表5と図表6をみてわかる通り、胸部X線写真は情報量が非常に多く、見慣れた医師でないと判断が難しいため、その判定は検診担当の医師へ任せていただくのが良いと思います。

肺がん検診の結果、質問、胸部X線写真、喀痰検査から肺がんを「否定できない」「疑う」という判定である場合、「要精密検査」と総合判定されます。この判定は、治療を必要とする肺がんを含む病気の可能性、治療を必要としない問題ない体の変化の可能性、いずれの場合も含んでおります。検診の判定を担当する医師は、病気の見落としを防ぐため、

図表5

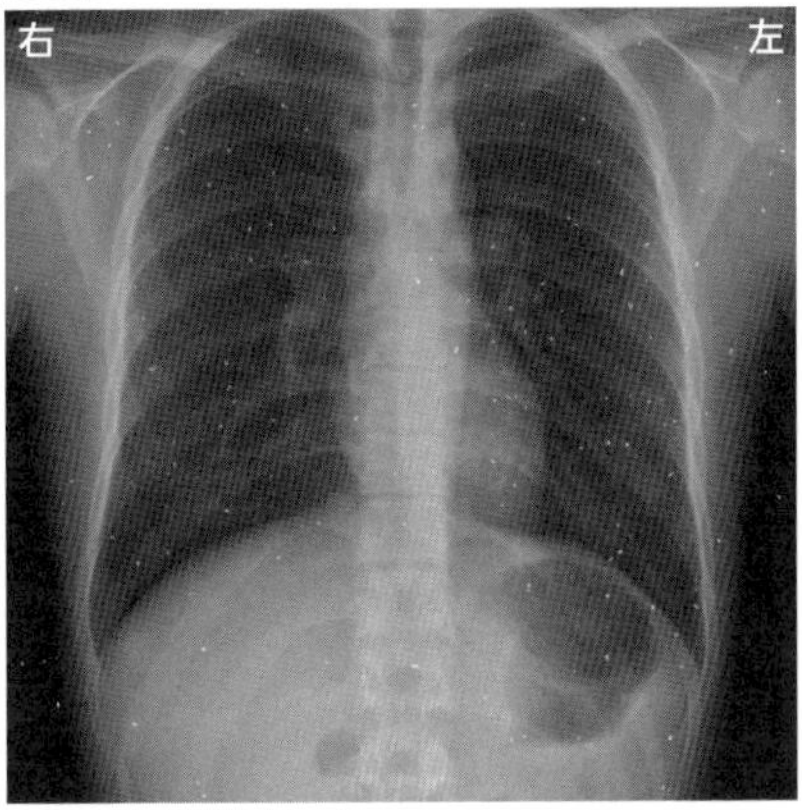

図表6

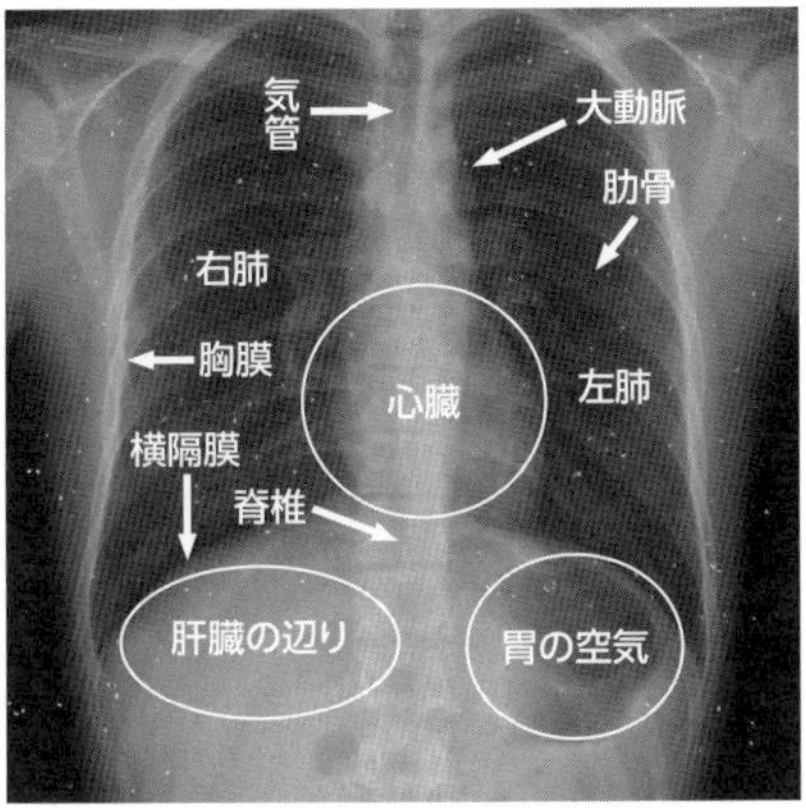

少しでも異常があれば「要精密検査」と判定するため、治療を必要としない、病気としての意味のないような変化である場合も多く含まれます。実際に、肺がん検診で「要精密検査」と判定されてから、心配しながら病院で精密検査を受けた結果、最終的に「異常なし」と判断されることも多いです。一方で、一部で「肺がん」と診断される場合もあります。いろいろな場合が含まれますが、肺がん検診を受けて「要精密検査」の総合判定を受けた場合は、必ず病院で精密検査を受けるようにしてください。

肺がん検診後の精密検査

精密検査を受ける病院はどのように選べばよいでしょうか。まずはかかりつけ医があれば、その担当の先生へ相談してください。そこから専門医がいる病院を紹介してもらったり、地域の病院や画像センターでのCT撮影を依頼してもらうことができると思います。また、肺がん検診を受けた検診機関へお願いして検診結果と胸部X線写真の画像データを準備し、地域にいる呼吸器専門医の診察を直接受けることも可能です。

肺がんの精密検査は胸部CT検査や気管支鏡《きかんしきょう》検査が一般的です。胸部CT検査とはコンピュータ断層撮影のことで、体内を輪切り状態にしてX線撮影をします。これは、X線撮影よりも小さな病変を見つけることができるので、疑わしい場所を更に詳しく見ることができます。気管支鏡検査は口や鼻から気管支に挿入するカメラです。胸部CT検査で疑われた場所を直接観察したり、X線を出しながら異常な場所から細胞を採取する検査です。胸部CT検査や気管支鏡検査で異常が見つかった場合は、さらなる検査の追加や、治療を検討することとなります。一方で、これらの検査を行っても異常を認めず、担当医が「異常なし」と最終的に判断した場合は1年後の検診となります。

普段の生活で気をつけること

肺がん検診を受けることで、肺がんを早期に発見できることは今までにお話しした通りです。読者のみなさんには、肺がん検診を含む公共的な医療サービスである対策型検診を、積極的に受けていただくことをお勧めします。

肺がんについては、この肺がん検診以外でも、普段から心掛けていただくことがあります。それは、たばことの関わりです。喫煙が肺がんの発生に及ぼす影響は強いので、たばこを吸っていない方は、今後も吸わないようにすること、すでにたばこを吸っている方は、禁煙を心掛けることが重要です。また、たばこと肺がんの関わり以外にも、肺がんに関する正しい知識を持っていただくことは重要です。たばこのことや、肺がんの知識については、すでに発刊されている『名市大ブックス②③』でも記載されていますので、ぜひご一読ください。

乳がん検診を受けよう！

医学研究科乳腺外科学　准教授
鰐渕　友美

乳がんは女性がかかるがんの中で最も多いがんですが、早期発見して治療をすることで9割は治るともいわれています。この章では、乳がん検診の重要性と検診の内容について詳しくお話ししますので受診の際に参考にしてください。

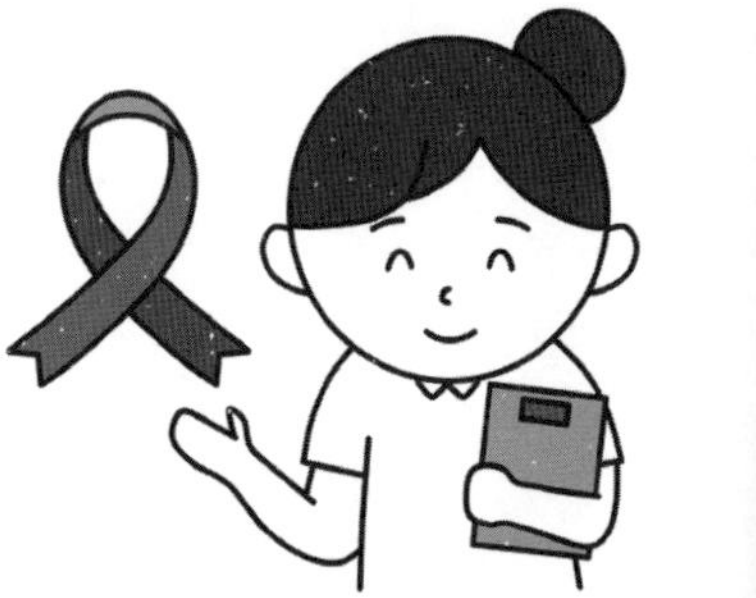

乳がんは女性がかかる「がん」の第1位

乳がんは乳腺組織にできる「がん」です。乳腺組織は、母乳を作る小葉と呼ばれる組織と、母乳を乳頭まで運ぶ乳管という組織で成り立っています。乳がんの多くは乳管から発生し、乳管の内側だけにとどまっている状態を「非浸潤がん」、乳管の外側に出てしまっているものを「浸潤がん」といいます（図表1）。

乳がんは年々増加しています。現在は日本人女性のか

図表1

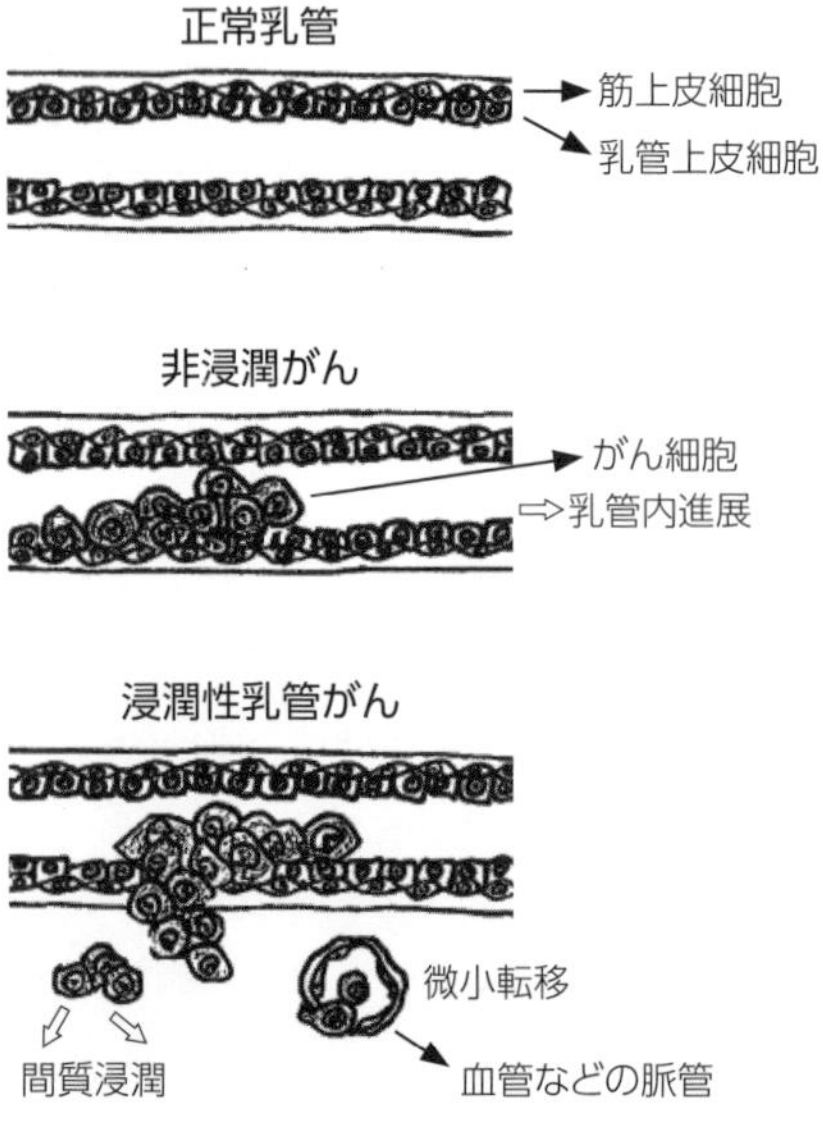

かるがんの第1位になっています。最新のデータでは、日本人女性の9人に1人が、生涯のうちに乳がんに罹患するといわれています。また、がんは一般的に60歳を超えてから罹患することが多いのに対し、乳がんは30代後半から40代にかけて罹患率が急増することが多い疾患です（図表2）。家庭や社会で重要な役割を担う若い世代の女性でも乳がんに罹患することがあり、仕事や子育てで忙しくても、自分自身や、周りの人のためにも、乳がん検診を受診することはとても大切です。

対策型検診と任意検診

検診は一般的には対策型検診と任意検診に分けられます。対策型検診というのは、集団からがんの疑いのある人を見つけ出し、その対象集団全体の死亡率を下げることを目的としています。市区町村が行っている住民検診や職場で行われる職域検診などがこれに含まれます。公共的な予防対策ですので、費用は公的補助金により無料もしくは少額の自己負担で行われます。

このため、科学的根拠に基づく有効性の確立した方法で実施されます。ここで言われる有効性、というのは、前述のようにその対象集団の死亡率を下げることで、個人の乳がん発見率を上げる

図表2　年齢階級別罹患率【乳房 2019年】

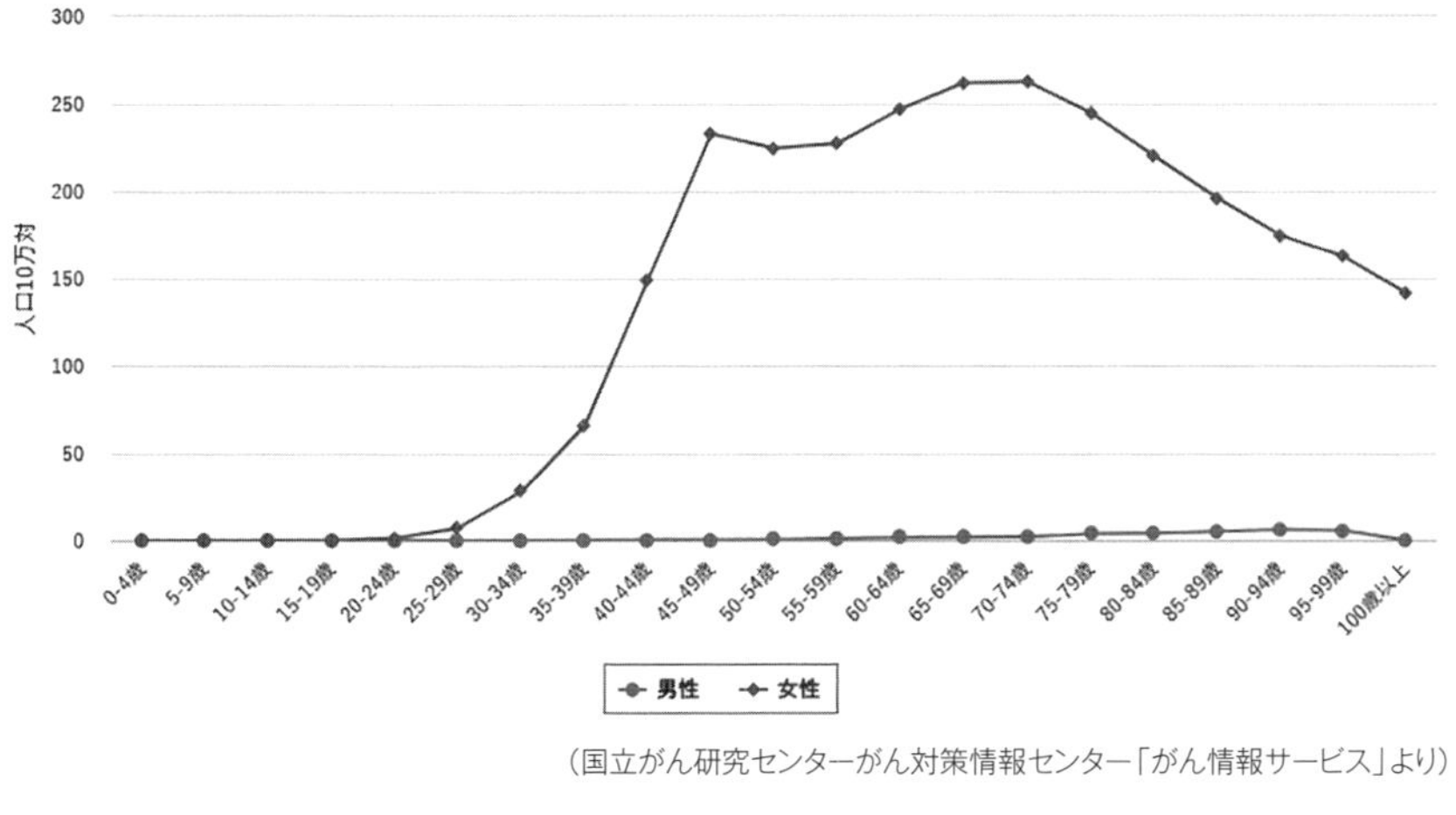

（国立がん研究センターがん対策情報センター「がん情報サービス」より）

ことではないことに注意が必要です。対策型検診では集団全体の利益が目的であり、健康な人に誤った判断をしないこともとても大切なので、特異度（病気でない人を検出する力）も重視されます。一方、任意検診の目的は、個人の死亡リスクを下げることです。感度（病気の人を見つける力）が優先され、科学的根拠は軽視されがちです。

検診と診療

検診をうける人は、多くが今現在症状のない健康な人です。健康な人に誤った判断をしてしまい、不要な不安を与えたり侵襲的な検査を行うのは大変な不利益です。基本的には体や金銭的な負担が少ない方法で行われます。検診で異常を指摘された場合や、症状がある場合は診療を受けることになります。診療では、症状や検査異常の原因を突きとめること、さらに治療につなげることが大切なので、ある程度侵襲的な検査も行われます。そこで乳がんと診断された場合、乳がんの種類や進行の段階によって、手術・薬物療法・放射線治療などを組み合わせて治療を行います。

マンモグラフィしなきゃダメ？

乳がん検診は、日本では１９８７年に視触診という形で導入されました。しかし、後に行われた検証で、視触診で発見される乳がんは自覚症状もあるような大きさのことが多く、視触診による検診では死亡率を下げることは証明できませんでした。1990年代の世界の情勢としては、世界各国マンモグラフィ検診が行われていた中で、日本だけが視触診による検診を行っていたことが知られています。欧米では1960年代からマンモグラフィ検診の有用性は証明されており、検診の中心に据えられていました。マンモグラフィ検診を行うことで、その集団の死亡率減少効果は20%といわれています。しかし、日本人女性と欧米人女性では、体型やマンモグラフィでの乳房の見え方も大きく異なりますので、同じように欧米のデータを適用してもよいかというのは確かに疑問です。このため、日本人でも欧米のマンモグラフィ検診と感度や特異度が遜色ないことが確認され、2000年からマンモグラフィ検診が導入されました。

マンモグラフィは乳房を手で引き出して、挟んでからX線で撮影する検査です。撮影された画像から、しこりがないかどうか、石灰化がないかどうか、ひきつれなどがないかを探して乳がんを発見します。少なからず痛い検査ですので、他の検査にしてほしい!! という患者さんの声も多いのですが、現在死亡率の減少が証明されている検査法は、マンモグラフィ検診のみです。また、ごく早期の乳がんなどで生じることのある石灰化は、超音波検査等では見えにくく、マンモグラフィでしか検出できないことがあります。マンモグラフィ検査は早期発見にも有用なのです。

どんな人がマンモグラフィ検診をうけられるの?

自治体などの集団検診は、40歳以上の女性を対象に2年に1度行われます。検診としては、50歳以上は乳房を縦に挟んで撮影する1方向のみ、それより若い年齢では横に挟んで撮る方法も追加して2方向の撮影が行われます。任意検診としては、毎年受けることも可能ですし、40歳未満でも受けることができます。ただし、前述のようにX線の検査ですので、若い時から毎年受けるのは被曝のデメリットが大きくなりますし、妊娠している場合は行わない方がよいです。また、マンモグラフィ検診の欠点としては、これまでにも言及した痛みや被曝の問題と、若年者などで乳房の濃度が濃いと、X線のマンモグラフィ検査では乳房全体が白く写り、同じように白く写るがんが検出されにくいことがあげられます。

マンモグラフィ以外の検査は? 任意型検診の問題点

マンモグラフィ検査以外で有用なのは、乳房に超音波をあてて、その反射を画像にして調べる、超音波検査(エコー検査)です。利点は、痛みや被曝などの問題点がないことです。一方、前述のように石灰化のみの乳がんは検出が難しかったり、画像として記録できる部位は任意の乳房の一部のみなので、精度が検査をする側の医師や検査技師の技量にも左右されるという問題点があります。しかし、マンモグラフィに超音波検査を追加することで、乳がんの早期発見率は1・5倍になるということが明らかになっています。乳房濃度が高いといわれている50歳未満の人や授乳経験のない人などは、超音波検診も追加で受けたほうがよいでしょう。

最近では新しい検査法も登場しています。リングエコー、乳房MRI、乳房専用PETなどです。いずれも、うつぶせになり乳房の形に合わせた穴のような部分に乳房を入れて、撮影を行います。痛みを伴う検査ではありませんが、検査は健康保険の適用外で、全額自己負担であることと、検査が行える施設も限られています。

そのほかにも、がんの早期発見を検索すると、唾液や尿を送るだけで、がんのリスクを発見できるような検査はたくさん出てきます。一部の検査では、科学的根拠が不明であったり、がんのリスクが高いということがわかるだけ（指摘されるだけ）でその後にどのような検査をすべきかが不明確であったり、乳がんのリスクは高いといわれたものの検査では異常がなく、不安だけが残るといったケースも出てきています。唾液や尿などの低侵襲な検査がきっかけでがんが発見できる方もいるため、必ずしも不利益だというわけではありませんが、上記のような問題も心に留めておく必要があります。

ブレスト・アウェアネスに目覚めよう！

乳がんは早期発見・早期治療ができれば9割は治るといわれています。乳がん検診を受けることは非常に大切です。しかし、集団検診であっても、任意検診であっても、検査時点ではがんが見つからなかったり、検査では見つけにくい場合もあります。そこで、近年勧められているのが、ブレスト・アウェアネスという考え方です。日ごろから自分の乳房の状態に関心を持ち、乳房を意識する生活習慣のことで、乳がんの早期発見につながります。具体的には、次の4つのポイントがあります。

①自分の乳房の状態を知る
②乳房の変化に気を付ける
③変化に気づいたらすぐ医師に相談する
④40歳になったら2年に1回乳がん検診を受ける

かつて推奨されていた自己検診は科学的根拠は否定されています。検診というと、異常を見つけるのが目的であり、自己検診のやり方によっては意味がありません。それに対しブレスト・アウェアネスの考え方は、日常生活において取り組める生活習慣であり、乳がんの早期発見につながる可能性があります。

コラム
Column
2

ワンコイン(500円)でがん検診

名古屋市健康福祉局健康部　担当課長　若井 貴志

名古屋市では、名古屋市在住の方で、お勤め先などでがん検診を受ける機会のない方を対象として、「ワンコインがん検診」を実施しています。費用はたった500円。

令和4年度に実施した健康に関する市民アンケートでは、がん検診を受けたことがない方が約4割もいらっしゃいました。受診しない理由については、「今は健康に不安がなく自信があるから」、「面倒だから」、「忙しくて時間がないから」、「心配な時はいつでも医療機関で受診できるから」、「費用がかかるから」という回答が多く寄せられました。でも、本当にこれらの理由でがん検診を受診しなくてもいいのでしょうか。

例えば胃がんの場合、早期はもちろん、進行したがんであっても、全く症状のない場合が多くみられます。また他のがんでも、早期の場合、がん特有の症状がないことが多いのです。つまり、健康に自信があって自覚症状がない場合でも実際にはがんに罹患している可能性はありますし、医療機関を受診した時にはがんがかなり進行している可能性もあるわけです。

みなさんは「がんのステージ」をご存じでしょうか。がんのステージは、0期からⅣ期まで5段階あり、Ⅳ期がもっとも進行した（悪化した）状態です。ステージ毎の10年生存率を比べてみると、例えば肺がんの場合、Ⅰ期とⅣ期では実に30倍以上の開きがあります。たとえがんと診断されたとしても、それが初期のがんで、早期治療につながれば、生存率は高まります。早期発見・早期治療のためにも、がん検診を受診することは大きな意味があります。

本市では、ワンコインがん検診のほかにも、特定の年齢の方に、自己負担金が無料となるがん検診無料クーポンを送付しています。定期的な受診をお願いします。詳しくは、本市公式ウェブサイト、または名古屋市健診（検診）総合サイトをご覧ください。

●本市公式ウェブサイト
がん検診のご案内

●名古屋市健診（検診）
総合サイト

大腸がん検診について

医学研究科消化器・代謝内科学　みどり市民病院　准教授　西江 裕忠

大腸がんは、大腸に発生する上皮性悪性腫瘍です。その名の通り、悪性の腫瘍（できもの）であり、自然に治ることはまれであるため対応が必要となることが多い疾患です。他のがんと同様に大腸がんに「かからない」ようにする一次予防も重要ですが、今回は早期発見、早期治療を目的とする二次予防である「大腸がん検診」ついて解説します。

増加傾向にある大腸がん

厚生労働省の発表によると、２０２０年のがん全体の罹患者数（がんにかかった患者さんの数）は、約94万人で、男性は約８万人で肺がんに次いで第２位、女性は約６万５千人で乳がんに次いで第２位、男女合わせると全がん種の中で第１位です。このようにがん疾患の中でも最も高い罹患率のひとつが大腸がんです。次に年次推移を見ると、大腸がん罹患者数は右

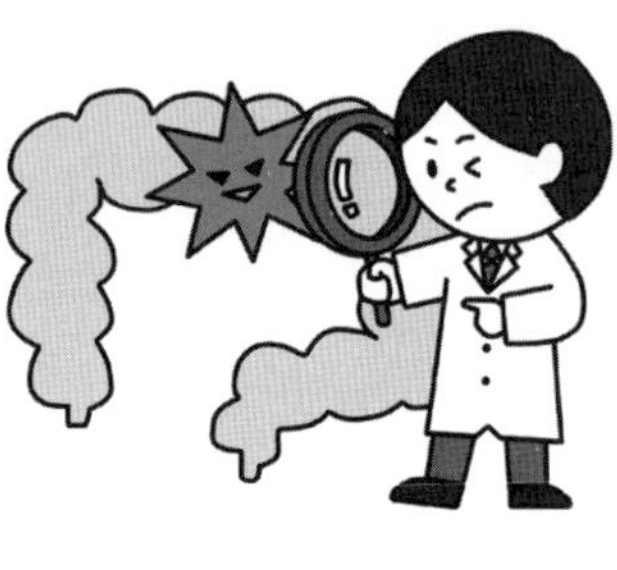

図表1　大腸がん罹患数年次推移

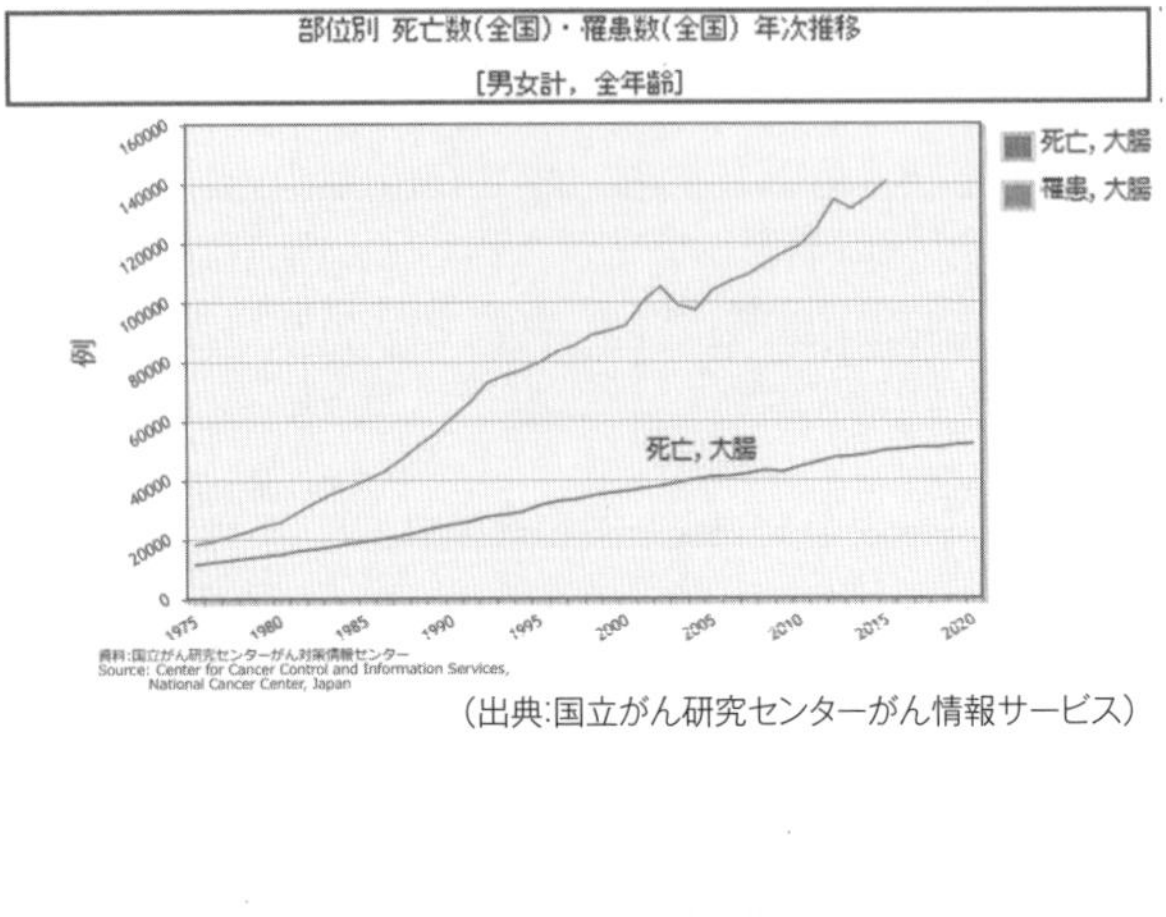

（出典:国立がん研究センターがん情報サービス）

肩上がりに増加していることがわかります（図表1）。ただし、がんは一般的に中高年から高齢の方に多く発生する疾患であり、人口の高齢化が進む現代では、高齢化ゆえに大腸がんも増えている可能性があります。そこで、人口構成を調整した、年齢調整罹患率（図表2）で評価すると、年齢調整がない場合ほど増加はしていないものの、ゆるかやな増加は確認できます。

つぎに大腸がんの死亡数、死亡率についてです。２０２２年の部位別がん死亡数をみてみると、男性は肺がんに次いで2位、女性は1位で、男女あわせると肺がんに次いで2位です。罹患率同様に、年次推移を死亡数、年齢調整死亡率で確認すると（図表1、図表2）、年齢調整をかけることで増加こそ目立たないものの、以前からの水準で大きな改善が見られないことが分かります。

これらの結果から、大腸がんは、増加傾向にあり、医療水準の向上した現代でも依然死亡率が変わらない、と考えると、私たちにとって最も注意が必要ながんの一つと言えます。

図表2　大腸がん年齢調整罹患率年次推移

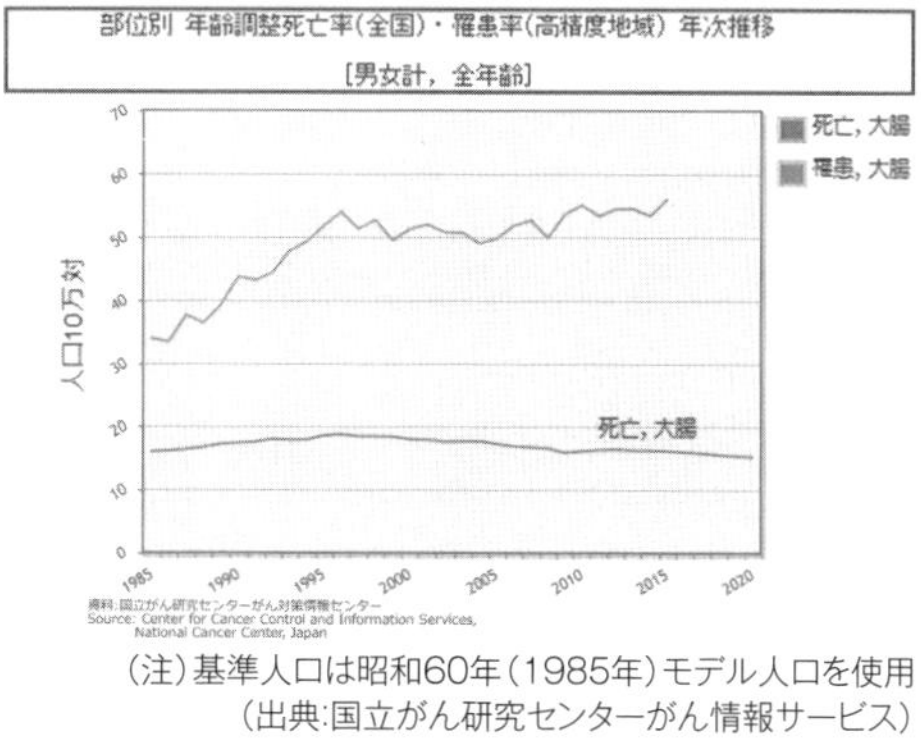

（注）基準人口は昭和60年（1985年）モデル人口を使用
（出典:国立がん研究センターがん情報サービス）

なぜ大腸がん検診は重要なのか？

大腸がんは注意が必要と指摘しましたが、ではどのように対策をすればよいのでしょうか？　大腸がん自体は増加傾向にあるため、できてしまった場合にどのように対応すればよいかを考えることが、予防と同時に重要です。

がんは早期（腫瘍のできはじめ）の段階で発見することが重要です。それは、がんが進行と共に増大し、浸潤（周囲に広がってゆくこと）や転移（もとの部位から離れた臓器やリンパ節へがん細胞が広がること）をきたし生命に危険が及ぶためです。図表3のように限局したがん（大腸にとどまるがん）で発見されれば5年生存率（5年後に生存している確率）は97%であり、ほぼ治るがんといえます。また、領域にとどまるがん（大腸、大腸周囲にとどまるがん）でも5年生存率は70%を超えます。ところが、遠隔のがん（転移を伴うがん）では5年後に生存している方は15%ほどまで減ってしまいます。

このように、いかに早期に大腸がんを発見するかが重要となりますが、残念ながら、大腸がんがあるかどうか早期には自分で判断はできません。多くのがんでは、初期は自覚症状がなく、大腸がんも症状が出るのはある程度進行したがんになってからです。そこで、大腸がん検診の登場です。大腸がん検診は、大腸がんのリスクが高くなってくる40歳以降の年齢から、定期的に行うことで自覚症状のない早期大腸がんを見つけることを目的としています。

大腸がん検診はどのように受ければよい？

では、大腸がん検診はどこでどのように受ければよいでしょうか？　大腸がん検診は対策型検診と任意型検診に分けられ、受け方も大きく3通りあります。対策型検診は、自治体が行う住民検診と、就労者を対象とした職域検診があります。任意型検診は直接個人で選択する人間ドックなどの検診です。

図表3　大腸がん臨床進行度別生存率

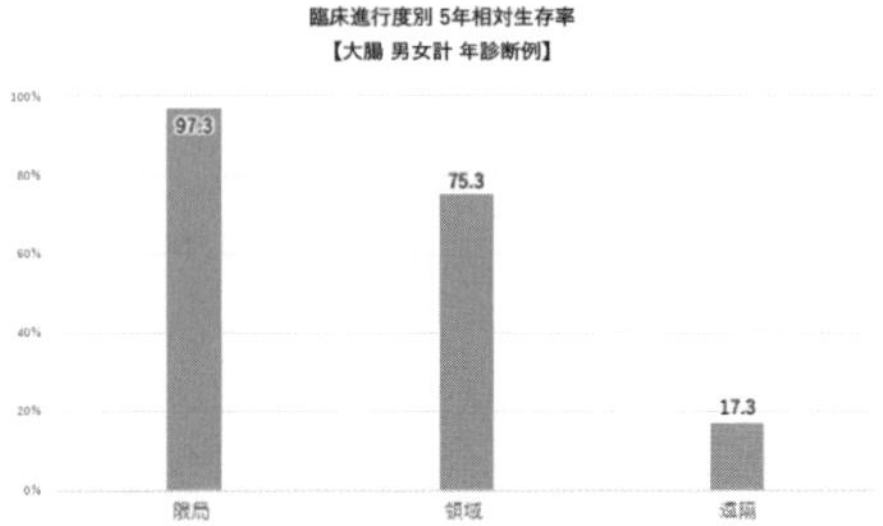

相対生存率：あるがんと診断された場合に治療でどのくらい生命を救えるかを示す指標の一つ。異なる集団や時点などを比較するために用いられ、診断から5年後の相対生存率（5年相対生存率）が慣例的によく用いられます。

（出典:国立がん研究センターがん情報サービス）

住民検診は各自治体によって対象年齢、検査費用の補助、受診の仕方が異なります。多くの自治体では40歳以上を対象とし、費用も無料から1000円程度と補助も異なり、個別・集団受診など方法はさまざまです。お住まいの自治体のウェブサイトや役所にお尋ねください。

職域検診では大腸がん検診が受けられるかどうか職場によって異なります。がん検診は任意であり、義務つけられた健診ではないためです。詳細は就労先にご確認ください。

任意型検診である人間ドックなどは、健診施設や医療機関に直接個人で申し込みを行います。検査法に関しても複数選択肢が用意されている場合がありますが、基本的には検査費用は個人での支払いとなります。

以上の受診選択肢がありますが、どの検診が受けられるか、どの検診を受診したいかを考えてお申し込みください。

大腸がん検診の検査法（一次検診）

大腸がん検診の検査法はいくつかあります。科学的根拠があり国が推奨する検査法は便潜血検査です。便潜血検査は本邦のみならず全世界で認められた優れた検査法で、住民検診、職域検診はほぼこの検査で実施されます。任意型検診でも多くの施設が便潜血検査を実施していますが、他の検査法も選択可能な場合があります。ここでは便潜血検査について詳しく解説します。

便潜血検査は便の「潜血」を検出する検査です。潜血とは、便のなかに血液成分が混じっていることを表します。大腸がんやポリープ（隆起した腫瘍、がんなども含む）は、表面がもろく、通過する便にこすられて少量の出血をきたすことがあります。多くの場合はこのような出血は非常に微量で、肉眼的な判断は困難です。このような少量出血（潜血）を検出するのが便潜血検査です。便潜血検査には化学法、免疫学法の2種類ありますが、食事・薬剤制限が不要な免疫法が本邦を含む多くの国で推奨されております。

次に検査の行い方ですが、自身で便2回（2日）分をキットで採取し検査に提出します。2回行う理由として、便潜血検査は1回では偽陰性（実際には何らかの疾患があるのに問題ないと判定されること）の可能性があり、回数を増やせば偽陰性の可能性を減らせるからです。ただし、回数を多くすることで検査が複雑になり検査受診率が下がることや、費用が高くなることなど考え2回検査が現在推奨されています。

採取や取り扱いに関しては、①適量を採取する、②便の表面をまんべんなく採取する、③提出前3日の内、2日分採取する、④高温を避け保管する、などの注意点がありますが詳細は各検査施設での注意事項を確認いただければと思います。

検診で「要精密検査」となったら

一次検診で「要精密検査」となるのは、2回分提出した便潜血検査で、1回でも「陽性」と判断された場合です。「1回は陰性だったのでよいのでは？」、「もう一度検査を行って陰性であればいい？」、「痔があるので陽性に出たのだと思います」。これらはすべて、要精密検査となり病院を受診された方の実際のご意見です。検査を受けられた方の心理として、気持ちはよくわかりますが、便潜血検査は1回でも陽性となれば精密検査が必要で、痔が検査に影響した可能性はありますが、やはりその場合も精密検査をお勧めすることとなります。

では、検診結果で要精密検査となった場合、まずは大腸の精密検査が可能な医療機関を受診してください。大腸精密検査の種類はこのあとふれますが、いくつか検査の選択肢があるので、どの検査が精密検査として行えるか医療機関でご確認ください。

次に精密検査の種類について説明します。現在主流の検査法は、大腸内視鏡検査です。精度が最も高く、厚生労働省も推奨しており、ほとんどの医療機関が大腸内視鏡検査を精密検査として行っています。他の精密検査として、ＣＴコロノグラフィー、大腸内視鏡検査＋注腸検査を併用していることがあります。

ではまず、大腸内視鏡検査について説明します。大腸内視鏡検査は、その名の通り大腸に内視鏡（カメラ）を入れて大腸内を観察する検査です。検査前に下剤を服用（前処置）し、腸の内を空にしたのちに、肛門より内視鏡を入れ、全大腸を観察します。この際にポリープやがんなどの病変（病気の部位）がないか確認し、病変があれば生検（ポリープなど病変の一部を採取し検査に提出すること）を行う場合やそのままポリープ切除を行う場合もあります。

検査の方法としては、沈静（眠り薬や痛み止めを使用して眠らせる）での検査を行っている場合や、ポリープなどがあった場合に検査と同時にポリープ切除も行っている施設もあるため、医療機関受診前に確認されるとよいでしょう。

大腸内視鏡検査のメリットは、病変の高い発見率、そのまま生検や治療が可能であること、などが挙げられます。一方でデメリットは、前処置による腹痛、嘔吐などの症状、前投薬（検査時に使用する腸の動きを抑える薬剤や痛み止めなどの薬）による副反応、内視鏡操作による腸の損傷のリスクなどがあります。近年は内視鏡自体の改良、前処置薬の選択肢が多くなったことなどより比較的安全に検査が受けられるようになっています。

次にＣＴコロノグラフィーに関して説明します。ＣＴはレントゲン検査などに使用する医療放射線を使用して、体内の断層写真を撮影する検査法です。大腸内視鏡検査に似た前処置を行い、腸を空にした後に肛門からチューブを直腸（肛門近くの大腸）まで入れた後に空気（多くは炭酸ガス）を入れます。腸が膨らんだ後にＣＴを撮影し専用のＣＴの解析機械で腸の中の病変の有無を確認します。

ＣＴコロノグラフィーのメリットは、前処置薬は内視鏡検査に比較し少ない場合が多く、内視鏡を入れないため苦痛が少なくすみ、腸以外のＣＴ撮影範囲の評価も可能となります。デメリットは小さな病変が検出できない場合があること、病変の色調が確認できないこと、生検や治療が必要な場合は改めて大腸内視鏡検査を行う必要があること、放射線被ばく（放射線を浴びる）があるため妊婦では施行できない、などがあります。

最後に注腸検査について説明します。注腸検査も検査前に前処置を行い、腸の中を空にしてから肛門よりチューブを入れ、大腸内に造影剤（主にバリウム）を入れてX線撮影を行う検査です。精密検査としての精度は大腸内視鏡検査やCTコロノグラフィーほどは高くないため現在精密検査の第一選択となることは少ないのが現状です。主に大腸内視鏡検査ができないまたは、途中までしか内視鏡が入らなかった場合に、残りの腸を観察するために用いられます。メリットとしては、大腸内視鏡が入らない部位の観察が可能であること（場合によってはバリウムも到達困難なこともあります）ですが、デメリットとして条件により精度が低くなることや放射線被ばくがあることが挙げられます。

気軽に大腸がん検診を受けましょう

本稿では大腸がん検診について解説してきました。この名市大ブックスをお読みの皆さんは、健康に関心が深い方々だと思います。大腸がん、検診に関しても知識をお持ちの方が多いと思いますが大切なことは、知識のみではなく、まず検診を受ける第一歩を踏み出すことだと思います。どの検査法でも問題ありません。まずは①お住まいの役所か、②勤務している職場、③関心のある医療機関で、大腸がん検診についてご相談ください。

結果でわかる高血圧とその対応

医学研究科循環器内科学　助教
溝口　達也

高血圧は日本人の3人に1人は罹患する国民病といえます。それでは、健康診断で血圧高値と指摘されたらどうしたらよいでしょうか。ここでは、健診結果の読み方とその対応についてお話しします。

血圧の意味と高血圧

私たちの体内には血液が流れています。血液は心臓によって絶え間なく全身に送り出され、酸素や栄養が送られています。血液が頭から足の先までくまなく届くのは、常に血圧が加わっているからです。

血圧とは、心臓から送り出された血液が血管内を通るときに、血管の壁にかかる圧力です。心臓が収縮して血液を送り出した動脈にかかる圧力を収縮期血圧、心臓が血液を送り出した後で拡張するときに動脈にかかる血圧を拡張期血圧といいます（図表1）。

図表1

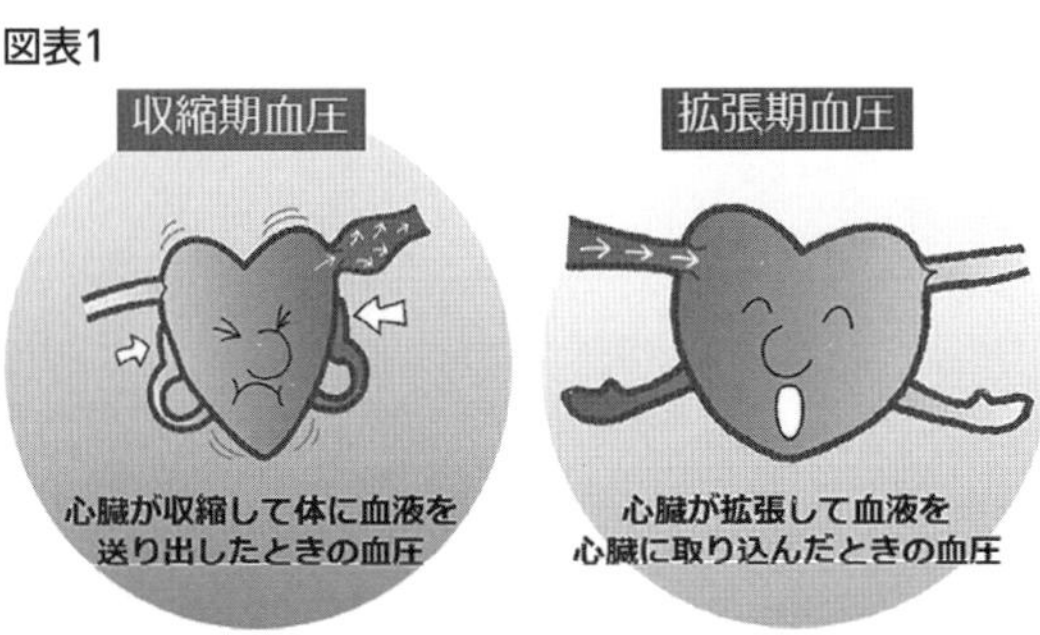

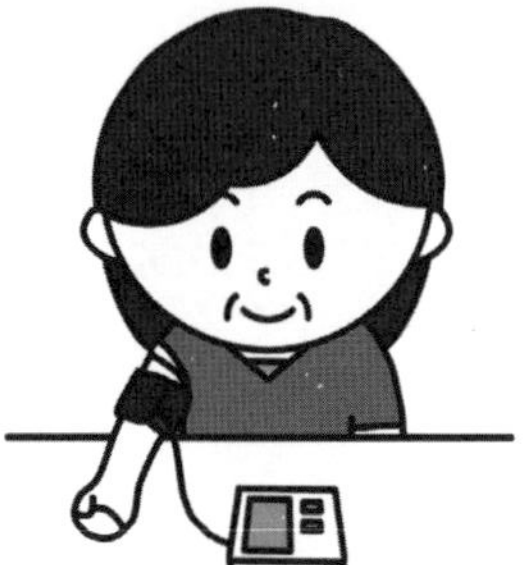

高血圧とは、収縮期ないし拡張期の血圧が一定の基準を超えるようになった状態をいいます。現在の基準では、診察室血圧で収縮期血圧が140mmHg以上、拡張期血圧が90mmHg以上のうちどちらかを満たす場合、家庭血圧で収縮期血圧135mmHg以上、拡張期血圧85mmHg以上のうちどちらかを満たす場合は高血圧と診断されます。高血圧はさらに、その値によりⅠ度、Ⅱ度、Ⅲ度高血圧に分類されます（図表2）。

高血圧は、最も多く最も見過ごされがちな生活習慣病

わが国の高血圧の推計数は4300万人で、日本人の3人に1人が高血圧に該当します。そのうち、しっかりと血圧がコントロールされている方は1200万人（33%）にすぎません。一方で、自身が高血圧と認識されていない方が1400万人、認識していても未治療の方が450万人、治療を受けていてもしっかりと血圧のコントロールがなされていない方が1250万人と推計されます。

なぜ高血圧は放置したらいけないのでしょうか？　血圧が高い状態が継続すれば、脳や心臓、腎臓などの様々な臓器が常に高い血圧にさらされてしまうことになり、やがて臓器障害を引き起こすからです。我が国の代表的な疫学研究に久山町研究があります。久山町は福岡県にある人口約8400人の小さな町で、町の年齢、職業構成が日本の平均レベル

図表2

分類	診察室血圧(mmHg)			家庭血圧(mmHg)		
	収縮期血圧		拡張期血圧	収縮期血圧		拡張期血圧
正常血圧	<120	かつ	<80	<115	かつ	<75
正常高値血圧	120-129	かつ	<80	115-124	かつ	<75
高値血圧	130-139	かつ／または	80-89	125-134	かつ／または	75-84
Ⅰ度高血圧	140-159	かつ／または	90-99	135-144	かつ／または	85-89
Ⅱ度高血圧	160-179	かつ／または	100-109	145-159	かつ／または	90-99
Ⅲ度高血圧	≧180	かつ／または	≧110	≧160	かつ／または	≧100
(孤立性)収縮期高血圧	≧140	かつ	<90	≧135	かつ	<85

（日本高血圧学会高血圧治療ガイドライン作成委員会編：「高血圧治療ガイドライン2019」ライフサイエンス出版、p-18、表2-5より転載）

で推移しており、栄養摂取状況も国民健康・栄養調査の成績と一致しており、典型的な日本人の集団とみなすことができます。本研究では、収縮期血圧120mmHg未満、拡張期血圧80mmHg未満の場合に比較して、脳卒中や冠動脈疾患の相対リスクがⅠ度高血圧の場合には1・9倍に、Ⅱ度高血圧の場合には2・8倍になることがわかっています（図表3）。また、多数の血圧と脳血管疾患との関係性を調査した複数の研究結果の分析では、血圧が上昇すれば、明らかに脳血管疾患の発症が増加することが報告されています（図表4）。

さらに、過去の疫学研究結果を基にした試算では、高血圧はわが国における脳心血管病（脳卒中や心疾患）の最大の危険因子であり、年間約10万人が高血圧により死亡しているとされています。

高血圧を放置することがいかに危険かおわかりいただけたのではないかと思います。

検診で血圧に異常を指摘されたら

実際に血圧高値を指摘されたら、どうしたらよいでしょうか。

厚生労働省による「標準的な健診・保健指導プログラム（令和6年度版）」の受診勧奨判定値を超えるレベルの対応についてこの内容は、次のようになっています（図表5）。

図表3

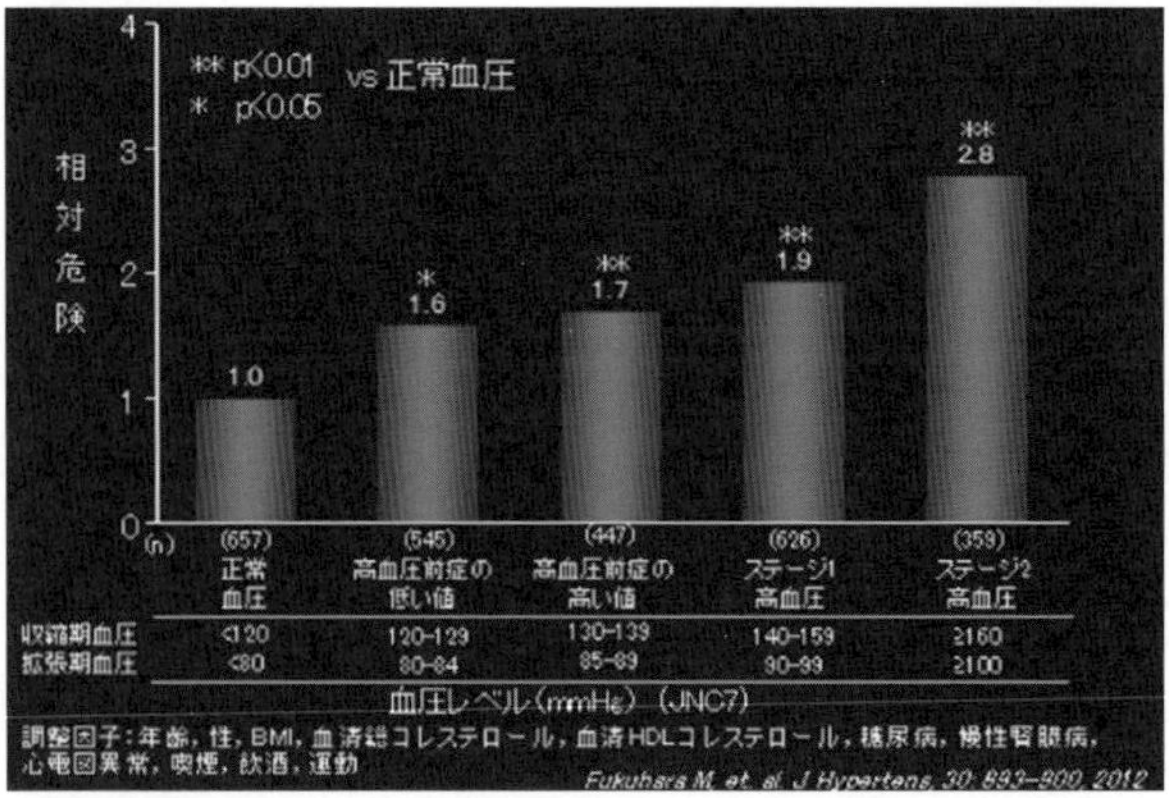

［Fukuhara M, ら Impact of lower range of prehypertension on cardiovascular events in a general population: the Hisayama Study. J Hypertens. 2012 May;30(5):893-900. より一部改変］

・収縮期血圧１６０mmHg以上または拡張期血圧１００mmHg以上の場合
↓すぐに医療機関の受診を
・収縮期血圧１４０mmHg以上、１６０mmHg未満または拡張期血圧90mmHg以上、１００mmHg未満の場合
↓生活習慣を改善する努力をした上で、数値が改善しないなら医療機関の受診を

Ⅱ度、Ⅲ度高血圧に該当する方はすぐに医療機関に受診してください。Ⅰ度の高血圧に該当する方は正確な血圧の診断をした上で治療が必要となる血圧レベルです。血圧を下げるためには、減量、適度な運動、お酒を減らす、減塩、野菜を多くして果物も適度に食べるなど、生活習慣の改善が必要になります。ご自身で生活習慣の改善に取り組まれる方法、特定保健指導を活用する方法、保健センター等で健康相談や保健指導を受ける方法等があります。これらを実行した上で、おおむね1か月後にかかりつけの医療機関で再検査を受けるように推奨されています。

一部「収縮期血圧１６０mmHg以上が高血圧」であるかのような誤解をまねく報道がなされましたが、高血圧の診断基準は変化していませんので、ご注意ください。

図表4

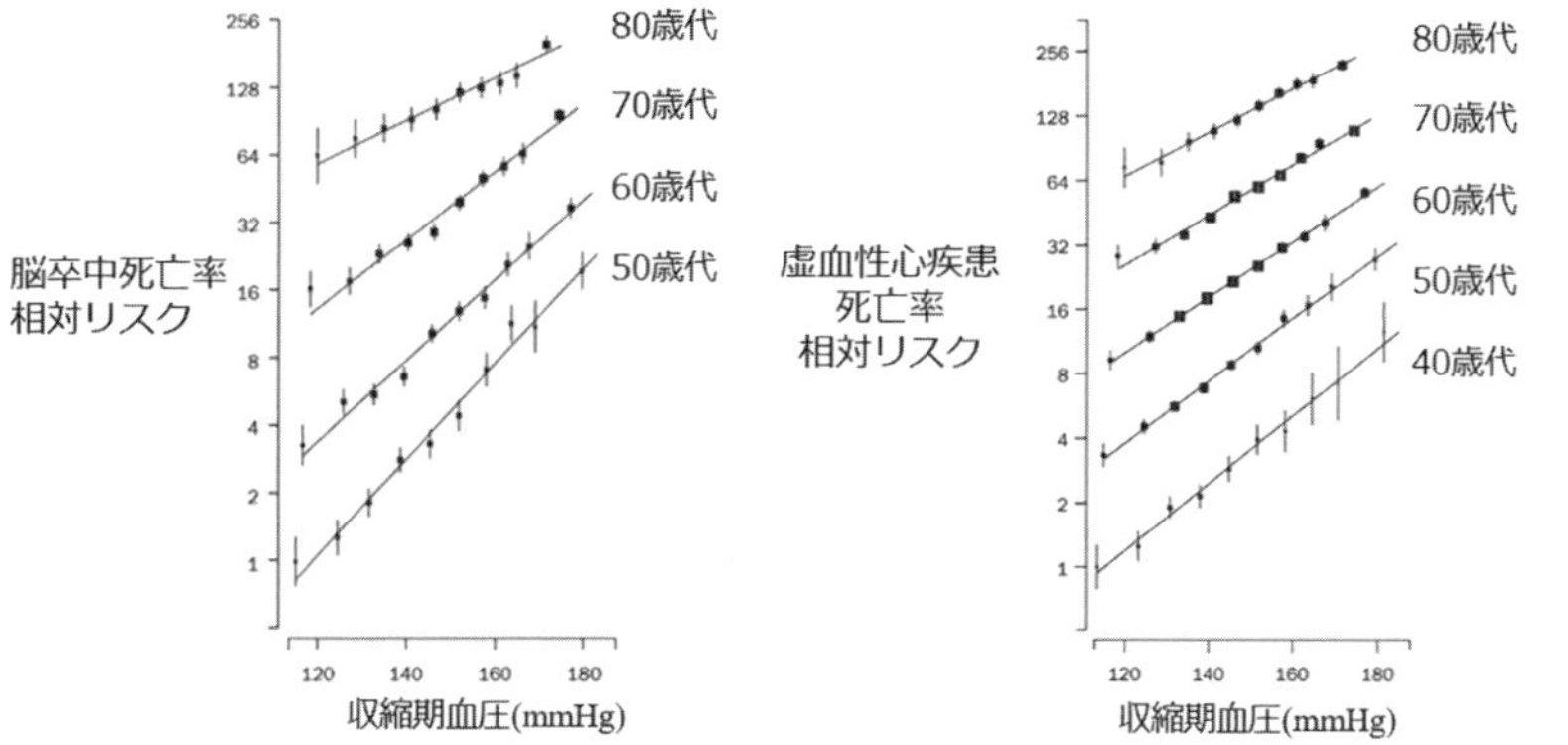

[Lewington S, ら Age-specific relevance of usual blood pressure to vascular mortality: a meta-analysis of individual data for one million adults in 61 prospective studies. Lancet. 2002 Dec 14;360(9349):1903-13. より筆者作図]

健診における血圧高値　家庭血圧を測定する重要性

血圧を測定する習慣がなく、健診ではじめて高血圧に該当してしまった場合に、ご自身で行えることは何があるでしょうか。

実は健診や病院での血圧（診察室血圧）は、必ずしも日常生活時の血圧（診察室外血圧）とは一致しません。診察室でのストレスによる血圧上昇をきたす場合があり、これを白衣現象と呼びます。実際に高血圧かどうかは、診察室血圧と診察室外血圧を測定することで診断することができます。診察室外血圧の代表的なものが、みなさんが家庭で測定する血圧（家庭血圧）です。これら診察室血圧と家庭血圧から、非高血圧、白衣高血圧、仮面高血圧、持続性高血圧と４つに分類することができます（図表6）。

白衣高血圧は診察室血圧が収縮期血圧１４０mmHgかつ／または拡張期血圧90mmHg以上ですが、家庭血圧が収縮期血圧１３５mmHg未満かつ拡張期血圧85mmHg未満である場合に該当します。高血圧の診察室血圧にて高血圧と診断された方の15～30％が該当します。白衣高血圧は持続性高血圧と比較すると、臓器障害は軽度で、脳心血管病の予後も良好とする報告が多いものの、非高血圧と比較すれば将来的な心血管病のリスクが高いため、注意が必要です。

仮面高血圧は、診察室血圧が収縮期血圧１４０mmHg未満かつ拡張期血圧90mmHg未満ですが、家庭血圧が収縮期血圧１３５mmHg以上かつ／または拡

図表5　健診判定と対応の分類

健診判定			対応	
			肥満者の場合	非肥満者の場合
異常	受診勧奨判定値を超えるレベル	収縮期血圧≧160mmHg 又は 拡張期血圧≧100mmHg	①すぐに医療機関の受診を	
↑		140mmHg≦収縮期血圧＜160mmHg 又は 90mmHg≦拡張期血圧＜100mmHg	②生活習慣を改善する努力をした上で、数値が改善しないなら医療機関の受診を	
↓	保健指導判定値を超えるレベル	130mmHg≦収縮期血圧＜140mmHg 又は 85mmHg≦拡張期血圧＜90mmHg	③特定保健指導の積極的な活用と生活習慣の改善を	④生活習慣の改善を
正常	保健指導判定値未満のレベル	収縮期血圧＜130mmHg かつ 拡張期血圧＜85mmHg	⑤今後も継続して健診受診を	

厚生労働省による「標準的な健診･保健指導プログラム（令和6年度版）」

張期血圧85mmHg以上である場合に該当します。診察室血圧が高くないため、あたかも血圧が優等生の仮面をかぶっているようで、このように名づけられています。仮面高血圧は臓器障害と脳心血管イベントのリスクは非高血圧や白衣高血圧と比較して明らかに高く、持続性高血圧と同程度になります。

家庭血圧を測定することで、ご自身の血圧が4分類のうちにいずれに該当するかがわかります。

家庭血圧の測定方法

血圧は1日のうちかなり変動します（図表7）。その為、毎日決められた時間に測定することが推奨されています。可能であれば1日2回（起床後、就寝前）測定しましょう。起床後は1時間以内に、排尿後、朝食前に測定しましょう。測定前にはカフェインや飲酒、喫煙は避けましょう。測定の際には、椅子に座って1、2分安静後に測定しましょう。それぞれ2回測定し、その平均をとりましょう。

血圧測定機器に関しては、上腕式のものが推奨されています。手首式については使用しやすいですが、測定値が不正確になることが多いのが欠点です。近年、新たな血圧測定器として腕時計式のウェアラブル血圧計が上市されました。測定したデータをデジタル化し、データを連動させたアプリに転送することが可能です。操作は簡便であり上腕式血圧と遜色のない値が測定できるとの報告もありますが、今後のデータの集積が待たれるところです。

図表6

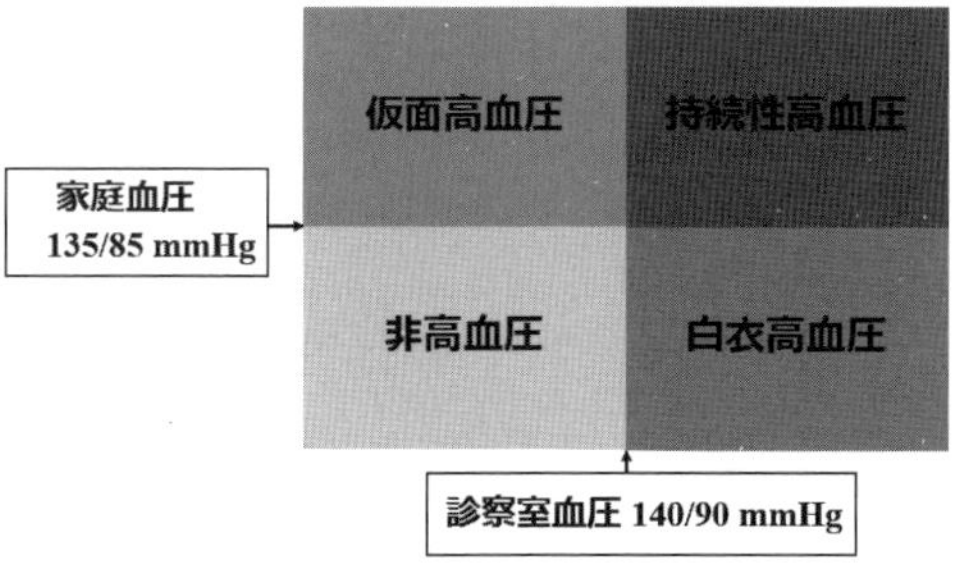

（日本高血圧学会高血圧治療ガイドライン作成委員会編:「高血圧治療ガイドライン2019」ライフサイエンス出版、p-21、図2-2より改変）

生活習慣を見直しましょう　高血圧は生活習慣病

血圧を測定すること以外に、ご自身でできることはないでしょうか。

高血圧は好ましくない生活習慣が関係することが多いため、生活習慣の見直しが重要です。日本高血圧学会のガイドラインでは、①減塩、②食事パターン、③適正な体重の維持、④運動療法、⑤禁煙、⑥節酒が重要な項目として挙げられています。これらを組み合わせることで、降圧の相乗効果が期待されます（図表8）。

①減塩

生活習慣の中で最も基本となる項目は減塩です。食塩の主な成分であるナトリウム（Ｎａ）は、細胞外液を構成する物質であり生体にとって必須です。しかし、体内では再利用するシステムがあるので、通常の環境下では問題にはならないのです。過剰な食塩の摂取による不必要なＮａは尿中に排泄されますが、生体内では過剰なＮａによって循環血液量が増加し、その結果血圧の上昇がもたらされると考えられています。世界規模の疫学研究にて、食塩摂取量が多い集団ほど血圧が高値であることが示されています。さらに、その後の研究によって食塩摂取量を減らすと血圧が低下することが明らかになっています。減塩するほど血圧低下は大きいので、ガイドラインでは食塩を1日6ｇ未満に制限するように推奨されています。6ｇは小さじ1杯分の食塩になります。日本人の食塩摂取量は徐々に低下傾向ですが、2017年の国民健康・栄養調査では、男性10・8ｇ／日、女

図表7

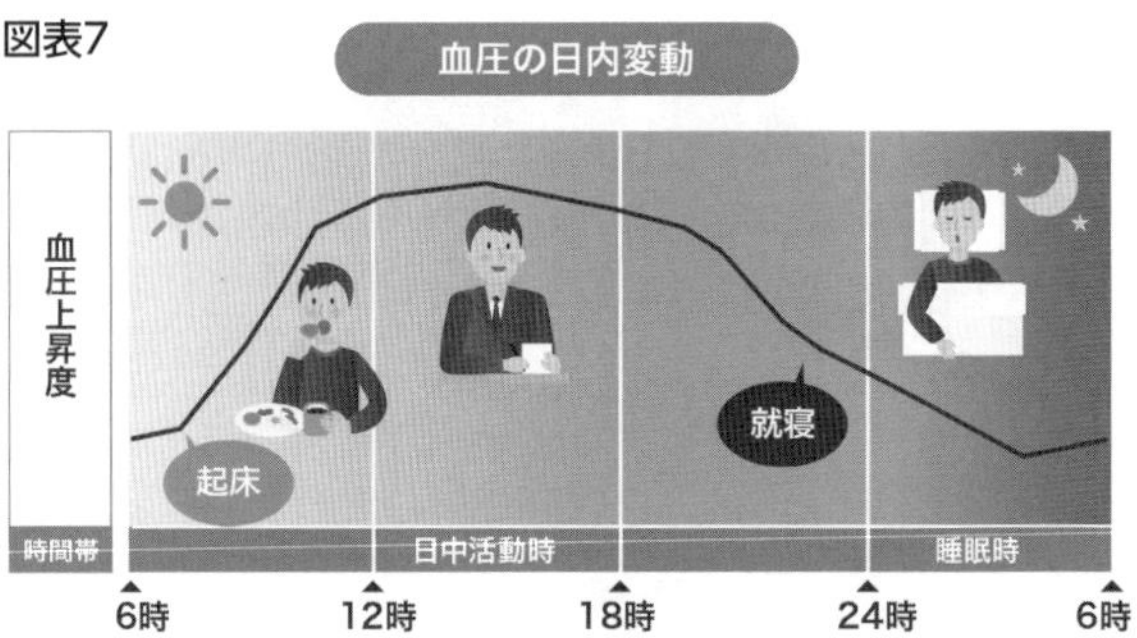

性9・1g／日と報告されているため、意識して減塩に取り組む必要があります。

②食事パターン

カリウム（K）はNaの血圧上昇作用に対して拮抗的に働きます。そのため、野菜や果物などKを多く含む食物を摂取することで降圧効果が期待できます。また、野菜や果物、低脂肪乳製品が豊富で、飽和脂肪酸とコレステロールが少ないDASH食と減塩を組み合わせた食事には十分に血圧を下げる効果が証明されています。

③適正な体重の維持

我が国ではBMI（体重［kg］／身長［m］2乗）25kg／m^2以上を肥満と定義しています。BMI20未満に比較してBMI25～29・9では高血圧発症リスクが1・5～2・5倍と推定されています。減量の降圧効果は、体重1・0kg減少につき収縮期血圧は約1・1mmHg、拡張期血圧は約0・9mmHg低下と推定されています。

④運動療法

運動の中でも、早歩き、ジョギング、ランニングのような有酸素持久的運動療法の降圧効果が世界の多数の研究より証明されています。運動療法にて収縮期血圧2～5mmHg、拡張期血圧1～4mmHgの低下が期待されます。普段の運動

図表8

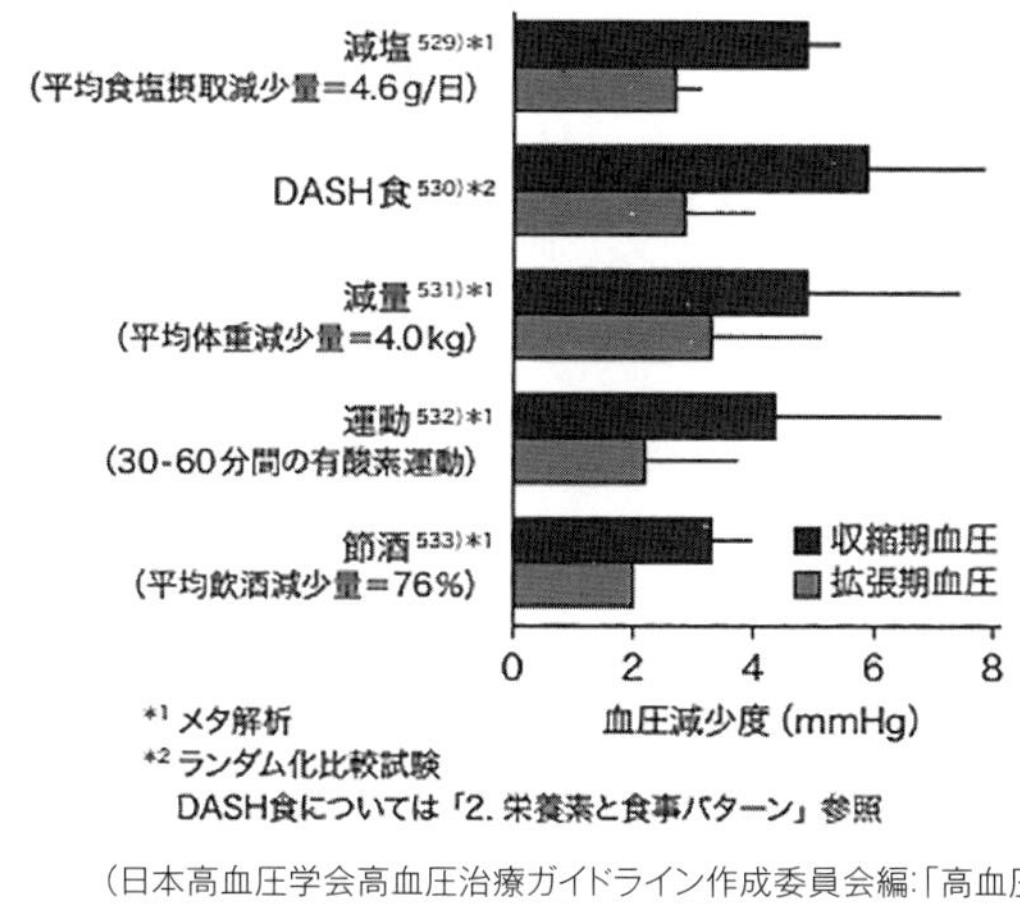

（日本高血圧学会高血圧治療ガイドライン作成委員会編：「高血圧治療ガイドライン2019」ライフサイエンス出版、p-64、図4-1より転載）

としては、ややきついな、と感じる程度の有酸素運動を、定期的に1日30分程度行うことが推奨されます。

⑤禁煙

喫煙の急性効果として、交感神経活動の亢進、酸化ストレスの増大、血管収縮が認められ、慢性的な効果として動脈硬化が報告されています。これらが高血圧の発症に関係すると考えられています。疫学研究においても、非喫煙者に比べて喫煙者において高血圧の発症が多いと報告されています。また、受動喫煙によっても高血圧の発症を多くする可能性があると報告されており、禁煙は非常に重要です。

⑥節酒

飲酒習慣は血圧上昇の原因になります。大量の飲酒は高血圧に加えて脳卒中やアルコール性心筋症、心房細動、睡眠時無呼吸症候群およびがんの原因になります。高血圧の場合には、エタノールで男性20~30㎖/日（日本酒1合、ビール中瓶1本、焼酎半合、ワイン2杯相当）、女性はその約半分10~20㎖/日以下の制限が勧められます。

おわりに

名古屋市立大学では、特定非営利活動法人日本高血圧協会、名古屋市立大学医学部附属みらい光生病院と共催で、おおむね年に2回（5月、11月頃）高血圧の市民公開講座を開催しています（図表9）。高血圧にまつわる様々なトピックスに関して、お話をしています。詳細に関しては随時、左記ホームページにアップしています。みなさんのご参加をお待ちしております。

特定非営利活動法人日本高血圧協会

名古屋市立大学

名古屋市立大学大学院医学研究科循環器内科学

図表9

高血圧市民公開講座にて筆者が講演する様子

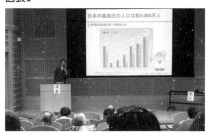

糖尿病の予防や早期発見で健康を維持しましょう！

医学研究科消化器・代謝内科学　東部医療センター　准教授　髙木　博史

みなさんの中には、糖尿病の治療を受けておられる方、糖尿病について知りたいと思っておられる方、糖尿病という言葉は聞いたことがあるけれどよくわからないという方、ご家族やご友人に糖尿病のある方など、さまざまな方がいらっしゃると思います。ここでは、健康診断をきっかけに糖尿病が疑われたり診断されたりする時について説明します。

健康診断の項目の中で、尿糖、血糖値（またはグルコース値）、HbA1c（ヘモグロビン・エーワンシー）に注目してください。これらに異常値が見つかると糖尿病が疑われて追加の検査を勧められます。日本では糖尿病とその予備群にあたる人は約2000万人いると想定されています。糖尿病は決して珍しい病気ではありません。糖尿病を予防したり早期発見したりできるように健康診断を活用してください。

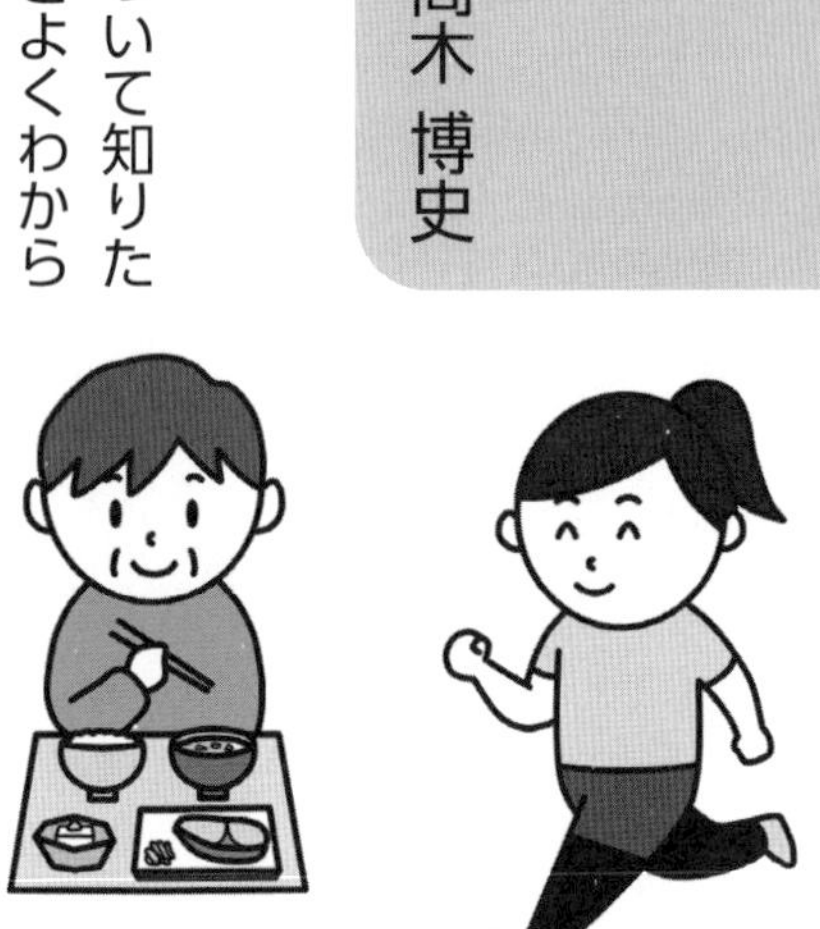

尿糖　糖尿病は尿に糖が出る病気として発見された

糖尿病は、「尿」に「糖」が出る病気として発見されました。紀元前1500年という昔から認識されていた病気です。当時の糖尿病の患者さんの様子は、のどが渇いてたくさん水を飲み、尿がたくさん出て、まるで体が溶け出しているようだと記載されています。患者さんの尿からは甘い香りがして尿の周りに蟻が集まったそうです。そのような特徴から、この病気はDiabetes Mellitusと名付けられました。Diabetesはサイフォンのように体から水が流れ出るという意味、Mellitusは蜜のように甘いという意味です。その後の医学の発展によって血液中の糖の濃度（血糖値）が高くなると尿に糖が出ることがわかり、糖尿病は血糖値が高くなる病気であることがわかりました。

腎臓は体の老廃物を尿として排出する役割を持っています。尿は血液が腎臓で濾《ろ》過されて作られます。血液が濾過される際に糖（グルコース）も尿の中に濾し出されてきますが、尿細管という管を通る間に再吸収されます。糖尿病がない方の場合、尿中のグルコースはほぼ100％再吸収されるので最終的には尿の中に出てきません。糖尿病がある場合、尿に含まれるグルコースの量が多くなり、十分に再吸収することができず、尿にグルコースが残ってしまいます。それが糖尿病のある方の尿に糖が含まれる理由です。

健康診断では尿を試験紙に浸けて糖が含まれているかを判定しますが、尿糖陽性の場合、腎臓での再吸収を上回るくらいに血糖値が高いことが疑われます。一般的には血糖値が160〜180㎎／dℓを超えると尿中に糖が検出されるようになるとされています。まれに腎臓でグルコースを再吸収する働きの弱い腎性糖尿という方がいます。腎性糖尿の方は尿に糖が含まれますが血糖値は高くなりません。腎性糖尿かそうでないかも病院で検査する必要があります。

血糖 糖尿病は血糖値が高くなる病気

血糖は血液の「血」、糖分の「糖」という字を使いますので血液中の糖分を意味します。糖にはさまざまな種類がありますが、血糖や尿糖という場合の糖はグルコース（ブドウ糖）を指します。グルコースは脳を始めとして体中の臓器を構成している細胞が働くために必要です。私たちは栄養素を主に食事から得ています。摂取した食物は消化を経て栄養素として吸収されます。血糖値も食事を摂取した後にグルコースが吸収されることで上昇します。

健康診断では、空腹時の血糖値を基準値としています。空腹時の血糖値の正常範囲は、70〜109㎎／dℓです。空腹時血糖値が126㎎／dℓ以上で糖尿病が疑われます。また、正常範囲の中でも100〜109㎎／dℓは正常高値と判定されます。110〜125㎎／dℓは糖尿病との「境界型」と判定されます。糖尿病の基準に至らなくても、正常高値や境界型の方は将来糖尿病に進行しやすいので注意していただく必要があります。このような方は糖尿病が隠れていないかや、糖尿病への移行の危険性が高いかを判定するためにブドウ糖負荷試験という検査を行う場合もあります。

健康診断を食後に受けるとどうなるでしょうか。食事によって血糖値が上昇するので、空腹時の基準値に対して高値という結果がかえってくる場合があります。食事のタイミングが関係ない指標として随時血糖という基準があり、２００㎎／dℓ以上の場合は糖尿病が疑われます。血糖値と糖尿病に関連する検査の関連を図表１に示します。食後に採血を受けたから高いのは当たり前だと自己判断せずに血糖値が高いという結果を受け取った場合は医療機関を受診してください。

HbA1c　高血糖が持続しているかを判定できる指標

血糖値は食事の前後で変動します。血液検査の結果をよくしたいため、血液検査の前だけ食事をがまんして減らし血糖値が低く出るようにしている方がいらっしゃいます。本来血糖値が高い方が、健康診断の時だけ低い血糖値が出るようにしてしまうと糖尿病が見逃されてしまい、糖尿病による合併症が進んでしまう危険性があります。

血糖値は食事などで変動するため糖尿病の状態を十分把握できないので、ＨｂＡ１ｃという指標が開発されました。血液中の糖は、糖化反応を介して他の物質に結合します。ＨｂＡ１ｃはヘモグロビンに糖が結合したものです。血液中の糖が多いとヘモグロビンに結合する糖が増えていき、ＨｂＡ１ｃの値が高くなりま

図表1　血糖値と糖尿病に関連する検査の関係

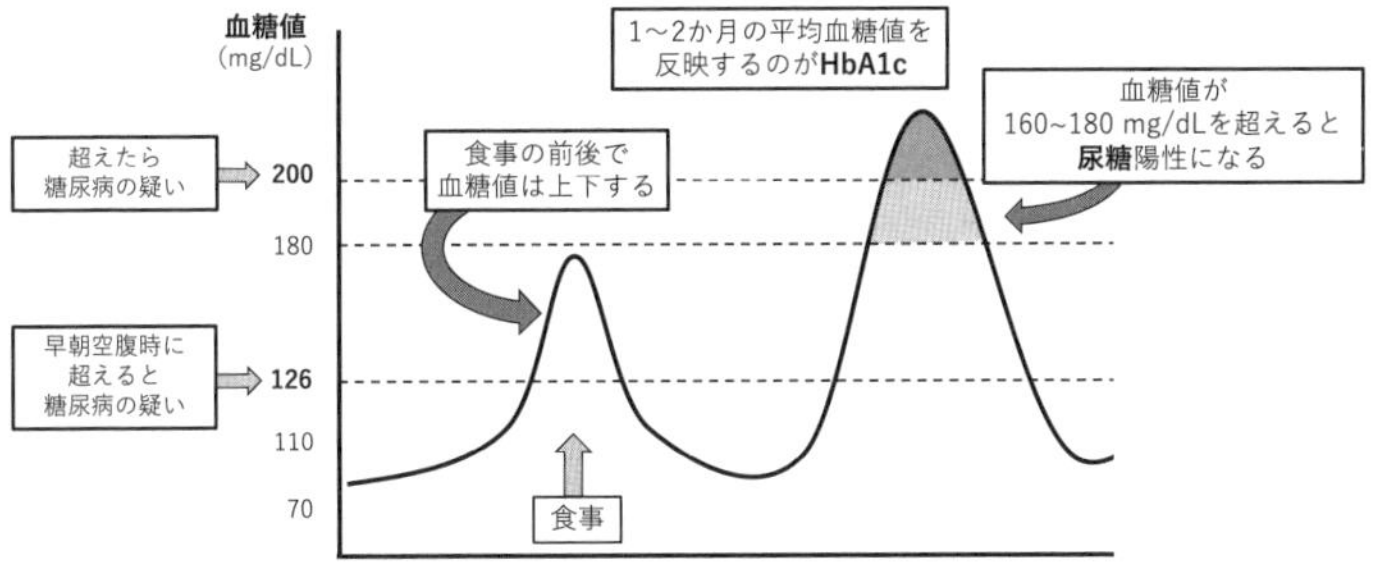

す。ヘモグロビンの寿命は約120日間であり、その間に体中を巡りながら血液中のブドウ糖を結合していきます。HbA1cの値は過去1、2か月の平均血糖値を反映しています。HbA1cは糖尿病のない方で4・6～6・2%であり、6・5%以上で糖尿病が疑われます。

糖尿病の診断

尿糖、血糖値、HbA1cに異常があると糖尿病が疑われて病院での検査を勧められます（図表2）。異常が指摘された場合は必ず病院を受診してください。

糖尿病は血糖値が持続的に高いことによって、血管をはじめとした全身の臓器に障害が起きる病気です。糖尿病と診断するためには血糖値が持続的に高いかを判断する必要があります。健康診断で一つの項目の異常値を認めただけでは、持続的に血糖値が高いかがわかりません。そのため他の検査を組み合わせたり、再度検査したりする必要があります。

糖尿病が診断されるのに最も一般的なのは、血糖値が高くて、HbA1cも高い場合です。この二つの結果がそろえば1回の血液検査で糖尿病と診断されます。二つがそろわない場合は、再度、血糖値、HbA1cを検査して血糖値が持続的に高いと判定されると診断されます。また、糖尿病は長く続くと合併症を起こしますが、網膜症《もうまくしょう》という糖尿病で起こる目の病気があると長い期間高血糖であったことが想定されるため糖尿病と診断されます。

図表2　糖尿病の診断に関連した検査項目

	基準値	糖尿病が疑われる検査値	注意点
血糖（グルコース）	空腹時 70～109 mg/dL	空腹時126 mg/dL以上 随時200 mg/dL以上	食事により変動する。 空腹時血糖値100～109 mg／dLは正常高値とされる。
HbA1c	4.6～6.2%	6.5%以上	ヘモグロビンの異常があると血糖値が適切に反映されない。
尿糖（定性）	（－）	（＋） ただし糖尿病の診断には用いない。	血糖値が高くても陽性になるとは限らない。腎性糖尿の場合は血糖値が高くなくても陽性になる。

糖尿病と診断されたら？

糖尿病と診断された場合は、高血糖による体への悪影響が進行しないように治療する必要があります。血糖値がある程度高くても多くの方で自覚症状がありません。しかし、血糖値がとても高い場合は症状を起こします。その症状は、尿が増える、睡眠中にも排尿のために起きる、のどが渇いて水分をよく飲む、体がだるい、体重が減る、などです。このような症状がある方は早急に病院を受診してください。また、のどが渇くからと言って、清涼飲料水やスポーツ飲料などを飲んではいけません。清涼飲料水やスポーツ飲料には糖分が多く含まれておりさらに血糖値が高くなってしまいます。血糖値が高い状態が持続し、体の代謝が悪くなると体が酸性になってしまう糖尿病性ケトアシドーシスや、高血糖がひどすぎて脱水状態がひどくなる高浸透圧高血糖状態《こうしんとうあつこうけっとう》という病気になってしまう危険性があります。このような状態になると、意識がもうろうとしたりショック状態になったりして救急搬送される方もいます。

自覚症状がなくても高血糖が長く続くと血管が障害されていき、網膜症という目の病気や神経障害、腎障害などが進行してしまいます。このような合併症が進まないように血糖値をよい値で安定化させておく必要があります。

糖尿病の治療

糖尿病の治療は、食事療法、運動療法、薬物療法です。高血糖の程度の軽い方は食事療法・運動療法の指導を受けていただき、それらを実践した上で血糖値が低下するかを確認します。それらに加えて薬物療法を勧められる場合もあります。高血糖による自覚症状がある方や糖尿病性ケトアシドーシスなど重篤な状態に至っている場合は速やかに薬物療法を開始します。糖尿病は、感染症やけがとは異なり、一定期間治療を受けたら完治するという病気ではありません。そのため血糖値がよい状態で維持できているかを定期的に検査で確認しながら治療を続ける必要があります。

ご家族とともに健康でいるために

糖尿病は遺伝素因と環境因子が組み合わさって発症します。糖尿病が疑われる方や糖尿病と診断された方にはご家族にも糖尿病を持つ方がおられる場合が多いです。ご自分が健康診断で糖尿病を疑われたり、糖尿病と診断されたりしたら、ご家族にも糖尿病の方がいる可能性がありますので、ご家族にも健康診断を受けていただいたり、食事や運動習慣を適切なものに見直してもらったりしてください。健康診断をきっかけに、ご自身だけでなくご家族の健康にも気を付けてください。

糖尿病と診断されなくても油断してはいけません

検査の結果、糖尿病ではないから大丈夫、と思って油断してしまうとよくありません。糖尿病の診断基準は、糖尿病の特徴的な合併症である網膜症、神経障害、腎症の発症危険性が高まる値を基に定められました。一方で狭心症《きょうしんしょう》、心筋梗塞《こうそく》などの動脈硬化性疾患は糖尿病の診断基準に当てはまる前の段階から進展します。血糖値が高いと指摘された方は、積極的に生活習慣を見直していただく必要があります。また、血糖値が高い方は、高血圧、脂質異常症、脂肪肝などを併発しやすいとされています。血糖値が高いことをきっかけに、食生活、運動・喫煙・飲酒習慣などを見直し、体重を管理して心身ともに健康を維持できるよう心掛けてください。そして、次の健康診断を必ず受けて結果を確認してください。

まとめ

・健康診断で、尿糖陽性の場合、血糖値・ＨｂＡ１ｃが高い場合に糖尿病が疑われます。
・糖尿病の診断には複数の検査を組み合わせる必要がありますので、健康診断で異常を指摘されたら病院を受診してください。

・糖尿病は自覚症状が乏しいまま進行する病気なので、放っておかず病院を定期的に受診して下さい。
・糖尿病と診断されなくても、血糖値が正常高値、境界型と判定された方は油断せず、生活習慣を見直してください。
・健康診断をきっかけに、ご自分だけでなくご家族の健康にも気を付けてください。

コラム
Column 3

眼《がん》底《てい》写真をみれば性別もわかる?!

医学研究科視覚科学　東部医療センター　教授　野崎 実穂

みなさんは、人間ドックなどで、一度は眼底写真を撮られたことがあると思います。眼底写真から何がわかるのでしょうか？

まず、そもそも眼底写真がきれいに撮れなかった場合、白内障が疑われます。「視神経乳頭陥凹拡大《ししんけいにゅうとうかんおうかくだい》」という所見があれば、緑内障の可能性があります。緑内障は、早期には自覚症状がありませんから、検診は緑内障早期発見にとても重要です。網膜に小さな出血があり、糖尿病《とうにょうびょう》網膜症《もうまくしょう》や網膜静脈閉塞症《もうまくじょうみゃくへいそくしょう》といった、網膜の病気が見つかることもあります。また、加齢黄斑変性《かれいおうはんへんせい》の「前触れ」も眼底写真で判定できます。さらに、眼底写真では、網膜の血管が観察できるので、目の病気以外にも、動脈硬化の程度や高血圧による変化も判定できます。

最近は、人工知能(Artificial Intelligence: AI)が登場し、医学の画像診断の分野では特に力を発揮しています。眼底写真から目の病気を判定することも、医師と同等の精度でAIが判定できるようになってきました。しかし、それだけではありません。

私たち、眼科医がびっくりしたのは、AIで、一枚の眼底写真から、年齢、性別、血圧、心筋梗塞《こうそく》や脳梗塞がおきるリスク、認知症がおきるリスクなどを判定できるようになったのです。眼科医は、眼底写真から若いか、ご高齢かはわかりますが、年齢は当てられませんし、ましてや性別は判定できません。さらに、AIが眼底写真から判定した年齢が、実年齢より高い場合、死亡リスクが高いという研究結果も報告されています。将来は、眼底写真を撮ることは、たんに目の病気を診断するためだけではなく、眼底写真で健康状態をAIに判定させ、生活習慣改善や治療に取り組むツールとして活用できる時代が来るかもしれません。

え、血が足りない？
健康診断で貧血を指摘されたら

医学研究科血液・腫瘍内科学　教授　飯田 真介

一滴の血液によって、栄養状態を把握でき、隠れた病気を見つけることもできます。健康診断で血が足りないと言われたとき、何が分かるのでしょうか。

赤血球のはたらき

血管の中を流れている血液には、大きく分けて血球《けっきゅう》細胞（赤血球、白血球、血小板《けっしょうばん》）と液体成分（血漿《けっしょう》といわれ、蛋《たん》白質や栄養分が含まれています）に分かれています。

血球細胞は、全身の大きな骨の中心にある骨髄《こつずい》という場所で生み出されます。白血球は病原菌と戦う細胞です。血小板は血管が破れたときに止血する糊の役割をします。

赤血球は血球の中で圧倒的多数を占め、肺で酸素を受け取り、全身の隅々にまで酸素を運ぶ細胞です。アニメ「はたらく細胞」の主人公ですね。赤血球の直径

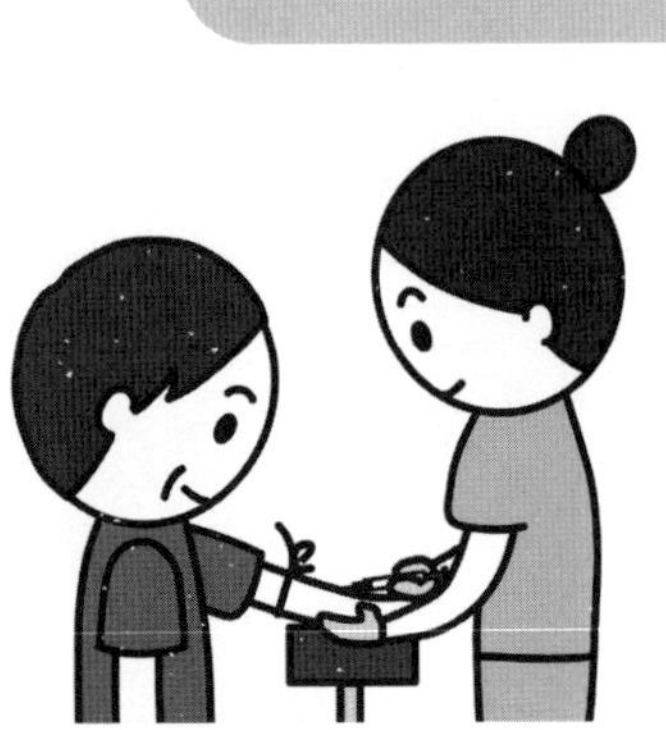

は7～8マイクロメートル（千分の7～8ミリ）で、中心が窪んだドーナツのような形をしています（図表1左）。柔軟に変形して細い毛細血管の中を流れていくことができます。成熟した赤血球は核をもちませんが、正常な赤血球は120日ほどの寿命があります。赤血球は、酸素を運ぶ血色素（ヘモグロビン）という蛋白質を大量に作っています。ヘモグロビンは、α鎖《さ》とβ鎖《さ》と呼ばれるグロビン鎖各二対からなり、各グロビン鎖にヘムと呼ばれる鉄を取り込んだポルフィリンが結合した構造をとっています（図表1右）。この鉄原子に、酸素が結合して運搬されます。地球の総重量の3分の1は鉄と言われていますが、生物も鉄を上手く利用していますね。このヘモグロビンが赤いので、赤血球と呼ばれます。役割を終えて寿命が尽きた赤血球は、脾《ひ》臓という臓器でマクロファージという細胞に食べられて壊されます。グロビン鎖はアミノ酸まで分解されて再利用され、ヘムは鉄とポルフィリンに分解され、ポルフィリンはビリルビンとなり肝臓で胆汁《たんじゅう》中に排出されます。鉄は、肝臓や脾臓で蛋白質と結合してフェリチンという蛋白と結合して蓄えられます。私たちの体の中で、鉄の3分の2はヘモグロビンに、3割はフェリチンなどの貯蔵鉄、そして数パーセントが筋肉の中のミオグロビン蛋白の中に分布しています。

図表1　赤血球の形態と血色素（ヘモグロビン）の構造

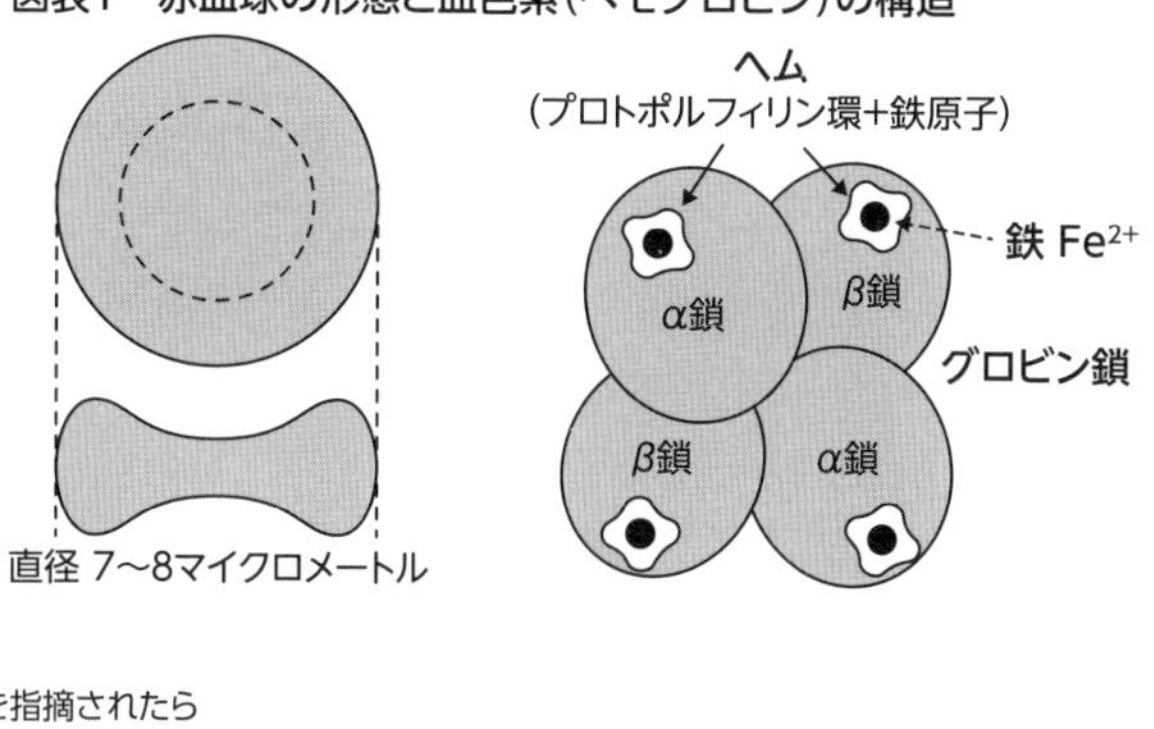

貧血検査値の見方

あなたが健康診断を受けた場合、血液1μℓ（1㎣）中に含まれる赤血球数、血液１dℓ中に含まれる血色素（ヘモグロビン）の量（g／dℓ）、そして血液全体の体積に占める赤血球の割合（ヘマトクリット）%という数字が示されていることに気がつきます（図表2）。貧血は、成人男性では血色素値で13g／dℓ以下、成人女性では12g／dℓ以下の場合です。妊婦や幼児では11g／dℓ以下の場合が貧血とされています。酸素の運び屋である血色素濃度で貧血を定義するのは分かりやすいですね。

では、貧血の症状についてはご存知でしょうか。多くの方が、貧血というと起き上がった時にフラッとする症状と勘違いしています。この症状は起立性低血圧の症状であって、貧血の症状ではありません。貧血の症状で多いのは、疲れやすい、階段を上ると息切れがする、歩くと動悸がするなどが代表的です。胃潰瘍からの大出血などで急に貧血になると重い症状が現れますが、ゆっくり貧血が進行すると症状を自覚しない場合もあります。血色素３g／dℓの重症貧血で受診される患者さんもおみえですが、過多月経が原因でゆっくり進行した場合には「そういえば最近疲れやすかったです」という程度の症状です。

貧血の原因を調べるために、私たちは赤血球の大きさ（容積）を確認します（図表2）。赤血球の平均容積ＭＣＶ:mean corpuscular volume（fl）は、ヘマトクリット（%）÷赤血球数（万／μℓ）×１０００で計算できます。ＭＣＶが80〜１００の場合は赤血球の容積は異常がなく正球性貧血《せいきゅうせいひんけつ》と呼びます。それに対して、ＭＣＶが80未満の場合は赤血球容積が小さいため小球性貧血《しょうきゅうせいひんけつ》と呼びます。逆にＭＣＶが１００を超える場合は、赤血球容積が大きくなった大球性貧血《だいきゅうせいひんけつ》と呼びます。貧

図表2　貧血検査値の見方

●ある男性の健康診断結果表

	基準値	あなたの検査値
赤血球(RBC)数(×10^4/μl)	(400〜539)	549
血色素(Hb)量 (g/dl)	(13.1〜16.6)	16.5
ヘマトクリット(Hct)値(%)	(38.5〜48.9)	50.6

●平均赤血球容積(mean corpuscular volume: MCV)を計算してみよう

計算方法

Hct(%)÷RBC(万／μl)×1000

MCV ＝50.6(%)÷549(万／μl)×1000

＝92.2(fl)　　基準値(82.7〜101.6)

血をこの3種類に分類して原因を調べていきます（図表3）。

①小球性貧血

小球性貧血は、赤血球内の血色素量が少ないので赤血球が小さくなることが多く、鉄欠乏性貧血が代表的な疾患です。それ以外に、体内の鉄は足りていても慢性炎症があると鉄を上手く利用できなくなる場合（慢性疾患に伴う二次性貧血）や、生まれつき血色素のアミノ酸配列の異常（ヘモグロビン異常症）やグロビン鎖の産生障害（サラセミア）も時に経験されます。

鉄欠乏性貧血は閉経前女性の4人に1人に認められます。食事による鉄の摂取量は1日10㎎程度で、そのうち1㎎が十二指腸～空腸《くうちょう》で吸収されます。尿、便、汗などで排泄される鉄も1日1㎎程度で出し入れのバランスが取れています。月経の出血量は平均で45㎖と言われていますが、その中には22・5㎎の鉄が含まれています。子宮筋腫や子宮内膜症などで過多月経があると容易に鉄欠乏状態に陥ってしまいます。

慢性的な鉄欠乏が続くと、手足の爪が薄くなり、次第にそり返ってきて匙状爪《さじじょうつめ》（スプーン・ネイル）になります。また舌の前方が赤くなり、痛みや口角炎が生じることもあります。妊婦や成長期には鉄の需要が増大します。成長期に部活動などで激しい運動を続けている10歳

図表3　平均赤血球容積からみた貧血の鑑別

貧血
男性 Hb<13g/dL (Ht<39%)
女性 Hb<12g/dL (Ht<36%)

小球性貧血 MCV < 80 fl	正球性貧血 80 ≦ MCV ≦ 100fl	大球性貧血 MCV > 100 fl
・鉄欠乏性貧血(慢性出血) ・慢性疾患に伴う貧血 ・サラセミア ・鉄芽球性貧血 ・ヘモグロビン異常症	・急性出血 ・慢性疾患に伴う貧血 ・腎性貧血 ・溶血性貧血 ・血球貪食症候群 (HPS) ・甲状腺機能低下症 ・下垂体機能低下症 ・再生不良性貧血 ・白血病 ・赤芽球癆	・VitaminB12欠乏性貧血 ・葉酸欠乏性貧血 ・骨髄異形成症候群 ・肝硬変 ・多発性骨髄腫

代の男女にも、鉄欠乏が生じやすくなります。閉経後の女性で、偏食もないのに鉄欠乏性貧血を指摘された場合には、消化管出血や婦人科疾患で持続的な出血がないかどうかを調べます。若い女性が鉄欠乏性貧血を指摘された場合も、過多月経が原因と思い込まず他疾患がないかどうかみきわめる必要があります。若年女性でも胃がんや子宮頸がんは時に経験されますので、鉄剤を飲んでも貧血が改善しない場合には精査が必要です。

②大球性貧血

大球性貧血でも特に赤血球の平均容積が１１０fl以上の場合には、ビタミンＢ12や葉酸の欠乏症が原因である場合があります。葉酸は海藻、肉類、大豆や野菜に含まれており、空腸上部で吸収されます。普通の食事をしていれば不足することはありませんが、妊婦さんや成長期で必要量が増した場合や、飲酒ばかりで食事摂取量が少ない方では不足することがあります。葉酸のみの欠乏であれば内服薬での治療が可能です。

ビタミンＢ12不足で貧血になる方は意外に多いです。ビタミンＢ12は、肉類などの動物性食品に含まれています。胃酸を分泌する胃の壁《へき》細胞から分泌される内因子という蛋白質とビタミンＢ12が結合して、回腸《かいちょう》末端で吸収されます。ビタミンＢ12欠乏の主な原因の一つに胃全摘手術があります。手術後5年以上経て、肝臓に蓄えられていたビタミンＢ12を使い切ってしまって欠乏症に陥ります。もう一つは、胃粘膜が萎縮する胃炎や胃の壁細胞や内因子蛋白に対する自己抗体ができてしまう病気（悪性貧血と呼ばれます）に伴って欠乏症に陥る場合です。ビタミンB12欠乏があると、舌炎《ぜつえん》、白髪の増加、萎縮性胃炎による症状などが現れます。ひどくなると、下肢の痺れや感覚が鈍くなるなどの末梢神経の障害が加わってきます。ビタミンB12欠乏の方は内服では吸収できないことが多く、ビタミンB12を注射で投与します。それ以外に、カップラーメンしか食べないという方でビタミンB12欠乏と葉酸欠乏の両者を合併されて部屋で動けなくなって救急搬送された患者さんも数名経験しました。食事はバランスよく摂っていただくことが必要です。

葉酸やビタミンB12は、DNA（遺伝子の成分である核酸）を合成する酵素反応を手助けしており、その不足は核酸の合成障害を引き起こし核を脱ぎ捨てる前の赤芽球《せきがきゅう》と呼ばれる細胞が大きくなり赤血球の容積も大きくなります。それ以外に、平均赤血球容積が100fl を超える貧血の原因には、造血幹細胞《ぞうけつかん》の腫瘍である骨髄異形成症候群や肝硬変などもあります。

③正球性貧血

平均赤血球容積が80～100flで異常がない場合の貧血の原因はさまざまです。大量の出血があった直後には正球性貧血を示します。貧血だけでなく白血球や血小板も一緒に減少している場合（汎血球減少《はんけっきゅうげんしょう》と呼びます）は重篤な病気（再生不良性貧血、白血病、がんの骨髄転移など）が隠れていることがありますので、すぐに血液専門医を受診してください。

貧血だけの場合には腎性貧血、溶血性貧血《ようけつせいひんけつ》、甲状腺機能低下症などの疾患があります。私たちの体は貧血になると組織が酸素欠乏になります。腎臓には血液中の酸素濃度を検知する細胞があり、酸素欠乏状態に陥るとエリスロポエチンという赤血球の増殖を促すホルモンを分泌します。腎障害や腎不全があって、このホルモンの分泌が少なくなってしまった患者さんは貧血を呈します。これを腎性貧血と呼びますが、この場合はエリスロポエチンを定期的に注射したり、エリスロポエチンの合成を促す低酸素誘導因子（ＨＩＦ）の分解を抑制する薬が治療に用いられています。

溶血性貧血は、赤血球の寿命が短くなる病気です。正常な赤血球寿命は１２０日ですが、溶血性貧血では例えば2週間程度に短くなります。自分の赤血球を攻撃する抗体ができてしまう、自己免疫性溶血性貧血という病気が一番多い原因です。抗体が付着した赤血球は、まだ寿命ではないのに脾臓でマクロファージという貪食《どんしょく》細胞に食べられてしまうのです。時に、薬物によっても同様の溶血性貧血が誘発されることがあります。溶血性貧血の原因には、生まれつきの赤血球の形や酵素の異常、成人になってから赤血球膜を補体から守る蛋白に異常が起こる場合、そして心臓の弁や血管内に血栓症ができて赤血球が巻き込まれて壊れてしまう場合など多くの原因があります。いずれにせよ、赤血球が早く壊れてしまう（溶血）と、血色素の中のヘムの成分であるポルフィリンが肝臓でビリルビンに変換されて黄疸《おうだん》が現れ、ビリルビンによる胆石《たんせき》もできやすくなります。正球性貧血はそれ以外にも、甲状腺機能低下症や下垂体機能低下症などの内分泌疾患、ウイルス感染後などに赤血球を作る細胞だけが欠落する赤芽球癆《せきがきゅうろう》、慢性炎症による貧血など多くの原因によって起こります。

かかりつけ医への相談

健康診断で貧血と言われたら、健康診断結果を持ってかかりつけ医に相談してみましょう。毎年健康診断を受けている場合には、昨年の結果と比べて貧血が進行しているかどうかも重要です。貧血をきっかけに思わぬ病気の診断につながる場合もあります。貧血を放置してしまうと、心不全や狭心症へと進んでしまうこともあります。貧血の多くはかかりつけ医の先生に治療していただけますが、原因が明らかでない場合には骨髄検査が必要になります。その場合は、紹介状をいただいて血液専門医を受診してください。

肝機能障害への対応ガイド

ミッドタウンクリニック名駅　院長　白木 茂博

肝臓は全身の健康を維持するためにとても重要な働きをしている臓器ですが、その60～70％が障害されないと症状はあらわれません。そのため、健康診断の血液検査で初めて肝臓が悪いことに気づくことが多いと思います。健康診断で肝機能障害を指摘されたらどうすればいいか一緒に考えていきましょう。

肝機能検査に注目

健診[※1]や人間ドックで肝機能障害を指摘される方が年々増えています。特に、中高年者の場合は30％以上の方に肝機能障害がみつかります。男性の場合は40～50歳代で、女性の場合はむしろもう少し高い50歳以降で異常を指摘される方が増えています。自覚症状もほとんどなく、「お酒を飲んでいるせいだろう」と、再検査を受ける必要はないと考えてしまう方が多いようですが、肝機能障害の原因はお酒だけではありません。ウイルスや薬剤、サプリメントによる肝機能障害のほ

※1　健診には3つのタイプがあります。
①一般健診、定期健診：法律に基づき、1年に1回以上実施することが義務付けされている健康診断です。
②特定健診：生活習慣病の予防、早期発見を目的とした健診で、40～74歳の方が対象となります。
③人間ドック：個人が自由に受けることのできる健診なので、目的に合わせて検査内容を選ぶことができます。

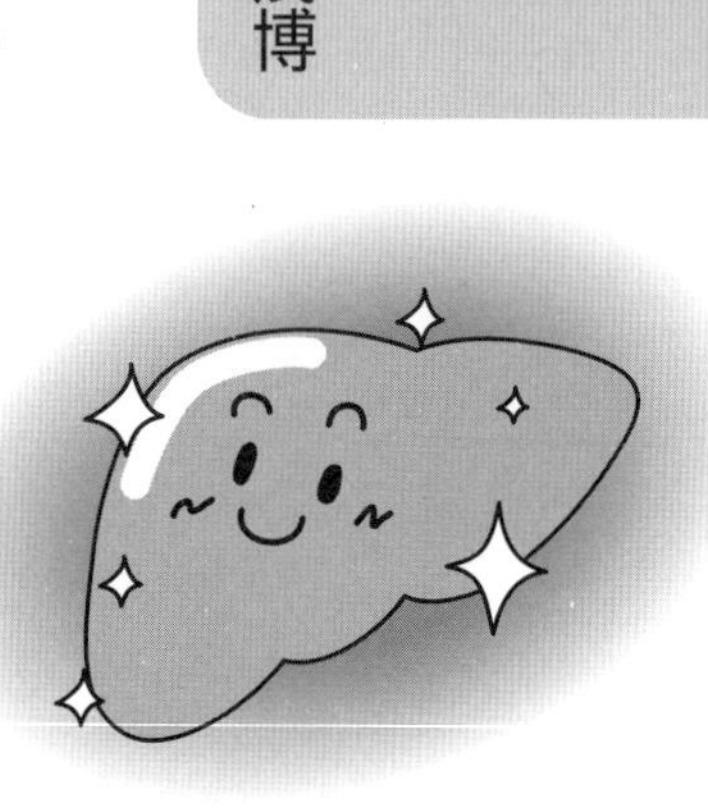

か、最近注目されている、お酒を飲まない人におこる非アルコール性脂肪性肝疾患（ＮＡＦＬＤ：ナッフルディー）[※2]や、脂肪性肝炎（ＮＡＳＨ：ナッシュ）も肝機能障害の原因となります。

また、自分の肝臓を敵と間違えて攻撃してしまう自己免疫性肝炎や、甲状腺ホルモンの異常、感染症なども肝機能障害の原因となります。

健診や人間ドックはただ受けるだけではなく、異常が見つかったときに適切な対策を行うことが大切です。肝機能の数値に異常があった方はぜひ本章を参考にして肝臓のことをもっと知るようにしてください。

肝臓の働き

肝臓は右上腹部の肋骨《ろっこつ》の下に収まっている臓器で、その重さは成人で１・２kg〜１・５kgあります。肝臓には主に①栄養素を蓄え、必要な成分に変える②有害物質を解毒する③食べ物の消化に必要な胆汁《たんじゅう》をつくる、という３つの働きがあります。

①栄養を蓄え、必要な成分に変える

食事から摂った栄養素は、胃や腸で分解・吸収され肝臓に運ばれます。肝臓は、これらの栄養素をからだが利用しやすい物質に作り変えて、貯蔵します。そして、必要に応じて栄養素を分解・合成し、血液の流れに乗せて全身の器官や臓器に送り出します。

※2 ＮＡＦＬＤは、中等量の飲酒量の方（純アルコール換算で男性30〜59g／日、女性20〜59g／日）は除外されること、他の慢性肝疾患を併記することができないこと、の2点の矛盾点が以前より指摘されていました。そこで、アルコールの飲酒量にかかわらず、代謝異常を合併する脂肪肝のことをＭＡＦＬＤ（代謝機能異常関連脂肪性肝疾患）と命名し、その診断基準が日本肝臓学会より提唱されました。そして、ＭＡＦＬＤの中の肝疾患が進行するタイプとして、従来のＮＡＳＨがＭＡＳＨとして位置付けられています。今後はＭＡＦＬＤ、ＭＡＳＨが使われていくことになります。

②有害物質を解毒する

肝臓は、アルコールなどの外から摂取した有害物質や、アンモニアなどの体内で作られた有害物質を毒性の低い物質に変え、尿や胆汁へ排泄する働きを担っています。解毒が必要なアルコールや薬剤を必要以上に摂取すると、肝臓に大きな負担をかけてしまうため注意が必要です。

③胆汁を作る

肝臓にある肝細胞では、1日に600㎖～1000㎖の胆汁という消化液が作られています。胆汁には、ビリルビンという黄色い色素やコレステロール、胆汁酸が含まれています。この胆汁には、脂肪の分解を助けて腸で吸収しやすくする働きがあります。

肝機能障害とは

肝機能障害とは、肝臓の細胞に何らかの炎症が起こっている状態を指します。肝機能は血液中の酵素量で評価します。これは、肝臓の細胞が何らかの原因で破壊されると、肝臓の細胞内に存在する多数の酵素が血液中に放出されるからです。肝臓の細胞、胆道（図表1）に存在する代表的な酵素には、AST（GOT）、ALT（GPT）、γ―GTP、ALPなどがあります。一般健診、特定健診では、AST、ALT、γ―GTPが肝機能検査として取り扱われています。人間ドックなどでは肝炎ウイルス、ビリルビン、アルブミン、ALP、LDHなどが加わっ

図表1　胆汁の排出路（胆道）

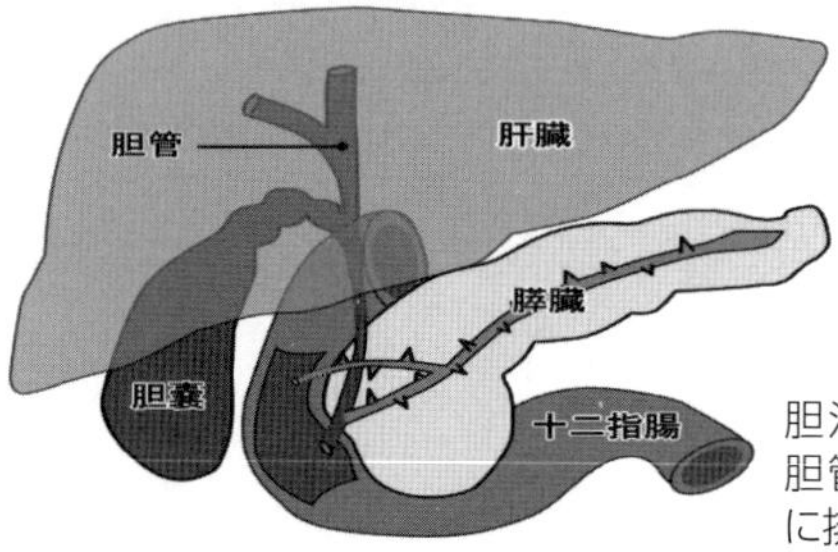

胆汁は食後胆のうから胆管を通って十二指腸に排出されます。

ていますが、基本的にはＡＳＴ、ＡＬＴ、γ―ＧＴＰの３つが主な指標となります。

①ＡＳＴ（ＧＯＴ）、ＡＬＴ（ＧＰＴ）

アミノ酸の代謝に関わる酵素で、肝臓に障害があると上昇します。ただ、ＡＳＴは肝臓の細胞だけでなく骨格筋や心臓の筋肉にも含まれていて、激しい運動や、心筋梗塞、筋肉の異常、急激な血圧低下（ショック）などでも上昇することがあります。ＡＬＴはＡＳＴと違い、その大部分が肝臓の細胞内に存在します。ＡＳＴとＡＬＴは一対の検査項目と言ってよく、それぞれの数値を比較することで病気の種類や肝障害の程度を知ることができます。ＡＬＴのほうがＡＳＴより高く、基準値を超えていれば、糖質などの摂りすぎによる脂肪肝が疑われます。逆にＡＳＴのほうが高い場合は、アルコールによる肝障害の可能性が高くなります。

②γ―ＧＴＰ

肝臓、腎臓、膵臓などの臓器に障害が起きた時や、胆道に異常が起こると上昇します。アルコールとの相関が強いので、日常的に飲酒を多くする方は数値が上昇する傾向にあります。また、最近増えてきているＮＡＦＬＤやＮＡＳＨでも上昇する傾向があるため、肝障害を発見するきっかけにもなります。

③ＡＬＰ

ＡＬＰは胆汁中に放出される酵素で、胆道がふさがれて胆汁の流れが悪くなると上昇しますが、この場合にはγ―ＧＴＰと連動して上昇します。ＡＬＰが単独で上昇している場合は、骨の病気や妊娠している場合、成長期の子供の場合など、他の原因を考える必要があります。

④総ビリルビン（T．Bil）

　ビリルビンとは古くなった赤血球が壊れた時にできる黄色い色素のことで、肝臓で処理されたあと胆汁になって胆道へ排泄されます。肝臓で処理される前のビリルビンは「間接ビリルビン」、胆汁中に排泄されたビリルビンは「直接ビリルビン」と呼ばれ、これらを合計したものが「総ビリルビン」です。肝臓の病気や胆汁の流れが悪くなって上昇する場合は、他の酵素も高くなります。この数値だけが高くなるのは体質性黄疸《おうだん》※3の場合が多いです。

⑤アルブミン

　血液中のタンパク質のうち最も多いタンパク質で、肝臓の細胞だけで作られ、体内の必要な場所にアミノ酸を運ぶ働きがあります。血中のアルブミン値が低くなると生存率も低下すると言われており、高齢者の方は特に注目すべき検査項目です。低い数値のまま放置しているとフレイル※4になりかねませんし、老化も早めます。

⑥血小板数《けっしょうばん》

　骨髄で作られ、出血を止める働きがあります。肝臓の病気が進行し、肝硬変《かんこうへん》のように肝臓がかたくなってくる（線維化《せんいか》が進行する）と血小板数が減少してきます。

※3　体質性黄疸
先天的・遺伝的な異常により血液中のビリルビン濃度が上昇する病気で、最も頻度が高いのがジルベール症候群です。空腹状態や疲労、ストレス、感染時などに一時的にビリルビン値が上昇しますが、特別な治療も必要なく、心配はありません。健診で毎年ビリルビン値が高い人は体質性黄疸の可能性が高いと言えます。

※4　フレイル
加齢により心身が老い衰えた状態のことをいいます。早く介入して対策を行えば元の健康な状態に戻る可能性があります。

図表2　各酒類のドリンクの純アルコール換算表

ビール中瓶（500ml）1本	20g
日本酒1合（180ml）	22g
焼酎（20%）　1合	29g
チューハイ（7%）レギュラー缶 1本	20g
ワイン グラス（120ml）2杯	24g
ウィスキー ダブル水割り	19g

（厚生労働省e-ヘルスネットを参考にして作成）

肝機能障害で考えられる病気

①アルコール性肝障害

お酒の飲み過ぎによっておこる肝障害です。1日あたり純アルコールとして男性で30g以上、女性では20g以上（図表2）のアルコールを毎日飲み続けると、アルコール性肝障害をおこすことがあるといわれています。

②脂肪肝《しぼうかん》

脂肪肝とは、肝臓に脂肪（中性脂肪）がたまった状態です（図表3）。健診で肝機能障害を指摘された方を精査してみると、今一番多いのがこの脂肪肝です。脂肪肝にはアルコール性のものと非アルコール性のものがありますが、最近特に注目を集めているのが非アルコール性脂肪性肝疾患（ＮＡＦＬＤ）です。ＮＡＦＬＤのうち80％～90％は脂肪肝のままですが、残りの10～20％の方は徐々に悪化して、肝硬変になってしまったり、肝がんを発症することもあるので予断を許しません。この進行するタイプの脂肪肝を非アルコール性脂肪肝炎（ＮＡＳＨ）と言います。ＮＡＦＬＤの原因としては、過食、運動不足、肥満、糖尿病、脂質異常症など様々あります。無理な減量や栄養障害による極度のやせや、一部の薬の副作用でもおこります。脂肪肝と診断されたとき、肝臓の硬さ（線維化）の程度を簡単に類推する方法があります。Ｆｉｂ４―インデックス[*5]という指標です。

脂肪肝の方はこの指標で自分の肝臓の硬さを調べてみるといいでしょう。もち

図表3　脂肪肝の腹部超音波画像、腹部CT画像

〈腹部超音波画像〉　〈腹部CT画像〉

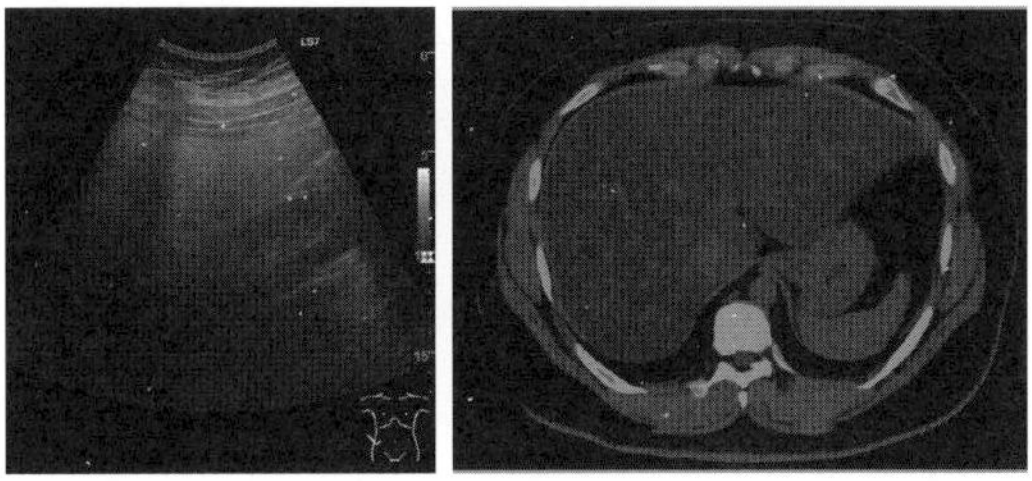

ろん、この指標だけで診断がつくわけではありません。年齢が上がると数値が悪化する傾向にあるため、年齢の影響を考慮する必要があるなど、その精度には問題点もあります。したがって、超音波エラストグラフィー[※6]、MRI、CTなどの画像検査を組み合わせて肝臓の状態を正確に把握することが大事です。

③ウイルス肝炎

ウイルス肝炎は、A、B、C、D、E型の肝炎ウイルスに感染することでおこります。日本での持続感染者はB型、C型肝炎です。この病気はHBs[※7]抗原やHCV抗体をチェックすることで診断できます。陽性の場合は精密検査を受けるようにしましょう。

④薬剤性肝障害

様々な薬やサプリメントの服用でおこる肝機能障害です。一般的には服用をやめれば肝機能は改善します。

⑤自己免疫性肝炎

自己の免疫異常により長期間にわたり肝臓が障害を受ける肝炎です。60歳以降の中年女性に多いと言われています。関節リウマチ、慢性甲状腺炎、シェーグレン症候群など他の膠原病を合併していることがあります。

※5　Fib4インデックス

Fib4インデックス＝（年齢×AST）／（血小板数（0.1万／μℓ）×$\sqrt{\text{ALT}}$）（日本肝臓学会ホームページの肝臓学会関連の診療情報より）

1.3以上では肝臓が硬くなりかけている可能性があります。特に2.67以上の場合は、肝臓が硬くなっている危険性が高いので、専門の医療機関で精査が必要です。

脂肪肝や慢性肝疾患の方の肝臓の硬さの程度をみる簡便な指標ですが、その精度では注意しないといけない点もあるため、他の検査と組み合わせて判断することが重要です。

※6　超音波エラストグラフィー

フィブロスキャン検査とも呼ばれている検査です。右脇腹の表面に特殊なプローブをあて、その振動と超音波の伝わり方から肝臓の硬さや脂肪量を測ります。

※7　B型、C型肝炎ウイルスの診断

HBs抗原：現在B型肝炎ウイルスに感染しているかどうかを調べます。

HCV抗体：現在C型肝炎ウイルスに感染しているか、過去に感染したことがある方は陽性に出ます。陽性の場合は、HCVRNAを測定し、現在感染しているかどうかを調べる必要があります。

肝機能障害を指摘されたら

健診で肝機能障害を指摘された場合に次に行う検査は、血液検査と画像検査（腹部超音波検査、ＣＴ、ＭＲＩなど）です。血液検査では、まず異常がみられた肝機能がさらに悪化しているのか、あるいは改善しているのかを調べます。さらに、肝炎ウイルス、自己免疫疾患、甲状腺疾患などの有無も調べます。また、画像検査で肝臓や胆のうの状態を観察し、脂肪肝、肝硬変、肝がん、胆石《たんせき》などの有無を調べます。

要再検査、要精密検査と判定されたら

日本人間ドック・予防医療学会の判定区分は図表４のようになっています。健診結果で要再検査、要精密検査と判定された場合は、あなたの肝臓がＳＯＳサインを出しているのだと考え、自覚症状がなくても一度消化器内科を受診してさらに詳しく調べてもらってください。また、自分の生活習慣を見直すいい機会です。生活が乱れていたらぜひ肝臓をいたわる生活に切り替えるようにしましょう。

図表4　判定区分と基準値

項　目	異常なし	軽度異常	要再検査	要精密検査
AST(U/L)	30以下	31～35	36～50	51以上
ALT(U/L)	30以下	31～40	41～50	51以上
γ―GTP(U/L)	50以下	51～80	81～100	101以上
アルブミン(g/dl)	3.9以上	―	3.7～3.8	3.6以下
総ビリルビン(mg/dl)※	0.2～1.2	1.3～1.5	1.6～2.2	2.3以上
ALP(IFCC)(U/L)※	38～113	37以下、114～139	140～244	245以上

※日本人間ドック・予防医療学会では判定の設定がされていないため、当クリニックの基準値を示してあります。

受けて安心 前立腺がん検診
～結果でわかる前立腺の異常とその対応

医学研究科腎・泌尿器科学　講師　恵谷 俊紀

中学や高校で生物を学んで体の主要な臓器の位置や役割を理解しておられる方は多いと思いますが、「前立腺《ぜんりつせん》」はマイナーな臓器という印象を持たれる方がほとんどだと思います。前立腺ってどこにあるの？　という方も少なくないと思います。しかし、現代および未来において男性の健康長寿を考える上で、前立腺は重要な臓器です。本稿では、前立腺の検診の意義と、検診で異常が出た場合のその後の流れについてご説明します。

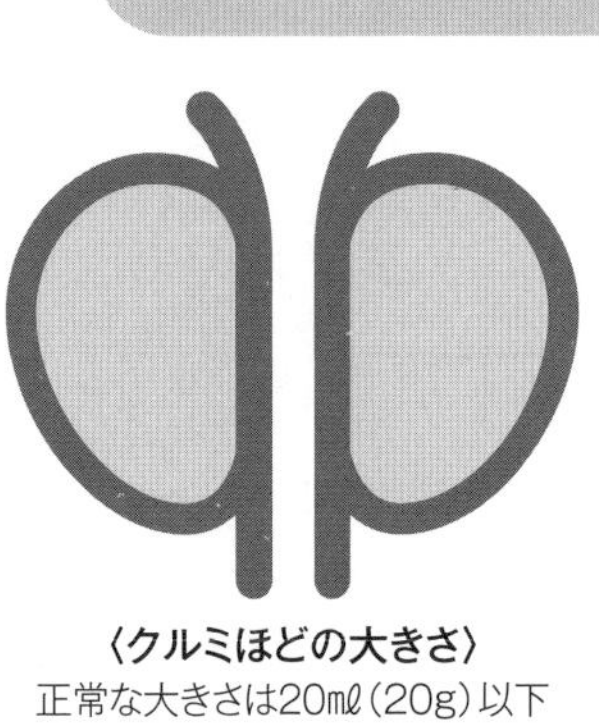

〈クルミほどの大きさ〉
正常な大きさは20mℓ（20g）以下

前立腺とは

前立腺は、膀胱《ぼうこう》の下側にあり、尿道を取り囲む形で存在しています。クルミほどの大きさで、正常の大きさは20mℓ（20g）以下とされています。「腺」の名がついているように、前立腺液を分泌する機能があります。前立腺液は精液の成分の3割を占めており、精子に活性を与える働きをしていると考えられています。

前立腺は、内側の「内腺」と外側の「外腺」に分かれます。前立腺に発生する病気はいろいろありますが、代表的なものが前立腺肥大症と前立腺がんです。

前立腺肥大症について

検診で前立腺肥大症が指摘されるとすれば、超音波検査などで、前立腺が正常より大きくなっていることを指摘された場合だと思います。一般的には検診での超音波検査で骨盤部まで調べることは多くないでしょうから（これは施設の方針によります）、検診で前立腺肥大症を指摘されてというよりは、排尿の症状が生じて泌尿器科に受診される方が多いと思います。

もし、検診で前立腺の肥大を指摘された場合はどのようにすればよいのでしょうか？　前立腺肥大症は、前立腺の内腺が腫大《しゅだい》（大きくなること）し、内部を通る尿道を圧迫して尿の勢いが悪くなることが問題になる症状です。また、尿が出し切れずに排尿後にも膀胱に残ってしまうことを「残尿」といいますが、残尿が生じると頻尿になったり、尿路感染を起こしやすくなったりします。

検診で前立腺の肥大を指摘された場合は、尿の勢いや回数でお困りの点があるかどうか日頃の排尿状況を思い起こして考えてみてください。もし、排尿状況について、お困りごとやご不満な点がある場合は、泌尿器科を受診して相談してみてください。前立腺肥大症の診療については、初期診療はクリニックや中小の病院で十分対応できます。

受診された場合は、超音波検査での前立腺の大きさの計測や残尿量の計測、尿流量測定による排尿量や尿の勢いの計測、排尿日誌などを症状に応じて行います。

治療薬としては尿道を開きやすくして排尿をスムーズにするアルファブロッカーがよく使用されます。薬剤名でいいますと、シロドシンやタムスロシン、ナフトピジルなどです。また、前立腺のサイズが大きめの患者さんで、ＰＳＡ値などを参照して前立腺がんの合併の可能性が低いと考えられた患者さんの場合は、前立腺自体の大きさを小さくする効果のある5アルファ還元《かんげん》酵素《こうそ》阻害薬《そがいやく》が用いられる場合もあり、日本ではデュタステリドが用いられています。

前立腺がんについて

検診で指摘される可能性のある、あるいは検診でのチェックをお勧めする前立腺の異常としては、前立腺がんが最も重要だと思います。

前立腺がんは日本でも近年もっとも増加しているがんの一つです。２０２０年から２０２４年には、男性がかかるがんのうち、罹患数がトップになると予測されています。また死亡率は、２０２０年から２０２４年には、２０００年の約１・８倍になると予測されています。

前立腺がんはやさしいがんなのか？

前立腺がんはやさしいがんと聞きますがどうでしょうか？　あるいは、高齢者のがんは進行が遅いことが多いから大丈夫ですよね？　といったご質問はよくいただきます。前立腺がんの診断としては、針生検《はりせいけん》で前立腺組織を採取し、顕微鏡で前立腺組織を調べ、前立腺がんがあった場合、その悪性度をスコアリングします。これをグリーソンスコアといいます。グリーソンスコアが低いがんでは進行が遅く治療も長く効いているがんが多いのですが、悪性度の高いがんでは進行も早く、治療に抵抗性となることも多く、同じ前立腺がんといっても悪性度によってその性質はさまざまです。

また、全国がんセンター協議会加盟施設における全がんの生存率共同調査では、2011年から2013年に前立腺がんと診断された患者さんの5年生存率（相対生存率）は、ステージⅠ、Ⅱ、Ⅲでは100％でしたが、ステージⅣでは65・6％に留まっていました。

また、検診で発見された前立腺がんと、症状を契機に発見された前立腺がんの臨床病期（進行度）には差があり、検診で発見された前立腺がんのほうが生存率が高いことが分かっています。

これらのデータからは、前立腺がんも早期に発見して治療することが重要ながんであることがお分かりいただけると思います。

前立腺の腫瘍マーカー　前立腺特異抗原《とくいこうげん》（PSA）

検診における前立腺がんのチェックには、PSAという腫瘍マーカーを血液検査で計測します。近年では、phi（プロステートヘルスインデックス）などのほかのマーカーも保険適用されるようになってきていますが、まずはPSAが中心であることは現在のところ変わりませんので、本稿ではPSAを中心に説明します。

PSAは、前立腺液に含まれる糖蛋白です。産生されたPSAは通常は腺腔《せんくう》へと分泌されます。しかし、がんや炎症では前立腺組織が破綻してPSAが血管内に漏れ出すため、血液中のPSA濃度が高くなります。PSAの基準値は図表1に示します。なお、少し蛇足の説明になりますが、この基準値はあくまでがんがあるかどうかを検討している場合の基準値です。前立腺がんと診断され、すでに治療を行っている方の場合は、この基準値を参考にしてはいけません。

PSAは何歳から計測すればいいのか？

日本の『前立腺癌診療ガイドライン』2023年版では、一般住民の前立腺がん死亡率低下効果を目的としている住民検診では、50歳以降の男性を検診の対象として薦めています。また、人間ドックなどの検診では、家族に前立腺がんを患っ

図表1　PSAの基準値

年齢	PSA基準値
50〜64歳	3.0ng/mL以下
65〜69歳	3.5ng/mL以下
70歳〜	4.0ng/mL以下
年齢を区切らない場合	4.0ng/mL以下

た方がいる（これを医学では家族歴といいます）男性への受診勧奨を行うとともに、家族歴のない男性に対しても高リスクの方を同定することによる将来の早期がん診断のメリットを啓発し、40歳代からの受診を推奨することが望ましい、と記載されています。これは、50歳以下でのＰＳＡ値が、25年後の進行がん発症の予測因子であったとされる報告があるためです。初回のＰＳＡ測定値をＰＳＡ基礎値と呼び、ＰＳＡ基礎値が１・０ng／mℓ以下の方は3年ごとの受診、１・０ng／mℓを超えているが基準値未満の方は1年ごとの受診が推奨されています。

ＰＳＡが基準値を超えていたら

ＰＳＡが基準値を超えていた場合は、まず泌尿器科を受診しましょう。精密検査が必要と考えられた場合、ＭＲＩ検査および前立腺針生検が行われます。なお、年齢や他の持病の内容や程度、ＰＳＡ値の程度などの情報も参考にし、かならずしも下記のような精密検査が施行されない場合もあります。

ＭＲＩ検査

前立腺がんの最終的な診断は、針生検で行いますが、近年では針生検前のＭＲＩ検査が推奨されるようになってきています（前立腺癌診療ガイドライン２０２３年版など）。その理由としては、ＭＲＩでがんが疑われる場合に、ターゲット生検（次項で説明します）を行うことで、臨床的に意義のあるがんの検出が増加し、臨床的に意義のないがんの検出が減少、不必要な生検が回避されることが示されているからです。患者さんの側からみても、ＭＲＩで前立腺がんを疑う陰影があるので針生検を行いましょう、という考え方はうなずけるものではないか、と思います。当院でも、ＰＳＡ高値で前立腺針生検の要否を検討すべき患者さんの場合は、ＭＲＩが撮像できないタイプの体内金属がある方などを除けば、原則的に全例ＭＲＩはご提案しております。なお、一部地域では生検前のＭＲＩが保険適用外とされる場合があり、地域によってはＭＲＩを提案されない場合があるかもしれません。

前立腺針生検

一般的には、肛門から挿入する経直腸《けいちょくちょう》超音波で前立腺の位置を確認しながら、前立腺にまんべんなく針を刺して、前立腺組織を採取します（これを、系統的生検といいます）。採取した組織は病理医による病理検査により、前立腺がんの有無が判定されます。これまでは、ＭＲＩで前立腺がんを疑う陰影があっても超音波でがんの陰影がはっきりしない場合は病変をターゲットして採取することが難しかったのですが、近年はＭＲＩと超音波の画像を融合させることにより、超音波で見えないがんもターゲット生検ができるようになってきました。このターゲット生検は、臨床的に意義のあるがんの検出率が高いといわれています。名市

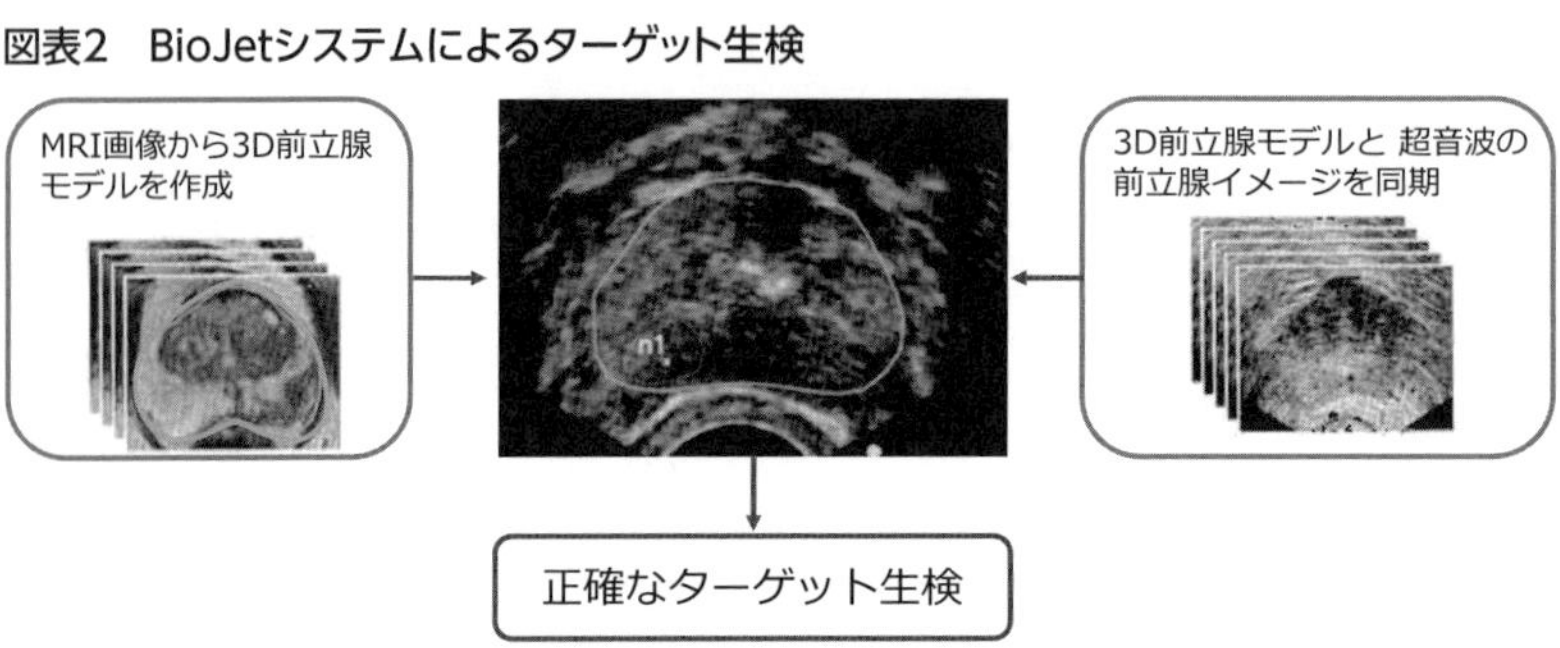

図表2　BioJetシステムによるターゲット生検

大病院でも、BioJetシステム（図表2）を用いたターゲット生検に先進医療として取り組んできましたが、その成果が評価され、2022年に保険診療となりました。現在当院では、前立腺針生検を行ったほうがよいと判断した患者さんについて、MRIでがんを疑う陰影のない方には系統的生検を、陰影のある方には系統的生検およびターゲット生検を行っています。入院は1泊2日で、下半身麻酔をかけてしっかり痛みをとって受けていただける体制をとっています。

前立腺がんの治療

針生検で前立腺がんと診断された場合、CTや※1骨《こつ》シンチなどの画像検査を行い、進行度を判定します。転移がない場合の根治的な治療としては、手術（前立腺全《ぜん》摘除術《てきじょじゅつ》）や放射線治療が標準治療です。また、転移がある場合の治療のメインとしては、男性ホルモンを抑えるホルモン治療をはじめとする薬物療法になります。転移がなくても、高齢の方の場合は薬物療法が提案される場合もあります。また、がんの過剰診断や過剰治療に対する懸念への回答として、前立腺がんと診断された方のうち、進行が遅いがんであると推測された方の場合は、すぐに治療を開始せずに慎重な経過観察を行いながら治療開始時期を見極める監視療法も患者さんの希望があれば積極的に行われるようになってきています。この名市大ブックス19巻は検診がテーマですので、治療については別巻に譲ります（よろしければ、第3巻『がん治療のフロンティア』の7章「負けてたまるか前立腺がん」をご

※1 骨シンチ
がんの骨転移など、レントゲン検査ではわかりにくい骨の状態を調べることができる検査です。骨の組織に集まる性質のあるくすりを注射し、放射線を特別なカメラでとらえて全身の骨のようすを観察します。

参照ください)。

前立腺がんはいろいろな有力な治療法が開発されていますが、早期に診断することが長期生存のためには何より重要です。ＰＳＡという血液検査で調べることができますので、まずは今年の検診で「ＰＳＡ」を測定しましょう！

コラム
Column 4

聴力検査を受けよう

医学研究科耳鼻咽喉・頭頸部外科学　教授　岩﨑 真一

日常生活の中で、家族や友人との会話が聞きづらかったり、テレビの音が聞き取りにくくて困ったりしたことはありませんか？ 加齢による難聴は誰にでも起こりえますが、そのまま放置すると、必要な音が聞こえなくて、社会生活に重大な影響を及ぼすだけでなく、家族や友人とのコミュニケーションがうまくいかなくなり、うつ状態や認知症のリスクが高まることが判明しています。聴力検査により難聴を早期に発見し、早期に対策を行うことが勧められます。

聴力検査は、低い音から高い音まで、どの程度の小さな音まで聞こえるかを調べます。最も基本的な「標準純音聴力検査」では、ヘッドホンを両耳に当てて、125Hzから8,000Hzまでの7種類の高さの音の聞こえを左右別々に調べることで、難聴の種類、程度を調べます。

加齢による聴力低下は、一般には高音域から始まります。40歳代では既に高音域の聴力低下が始まりますが、自覚することはほとんどありません。60歳代になると、「軽度難聴」レベルまで難聴が進むことが増え、聞こえが悪くなったことを自覚する人が急速に増えてきます。さらに70歳代を超えるとほとんどの人で「軽度～中等度難聴」となります。

日本人の年代別平均オージオグラム

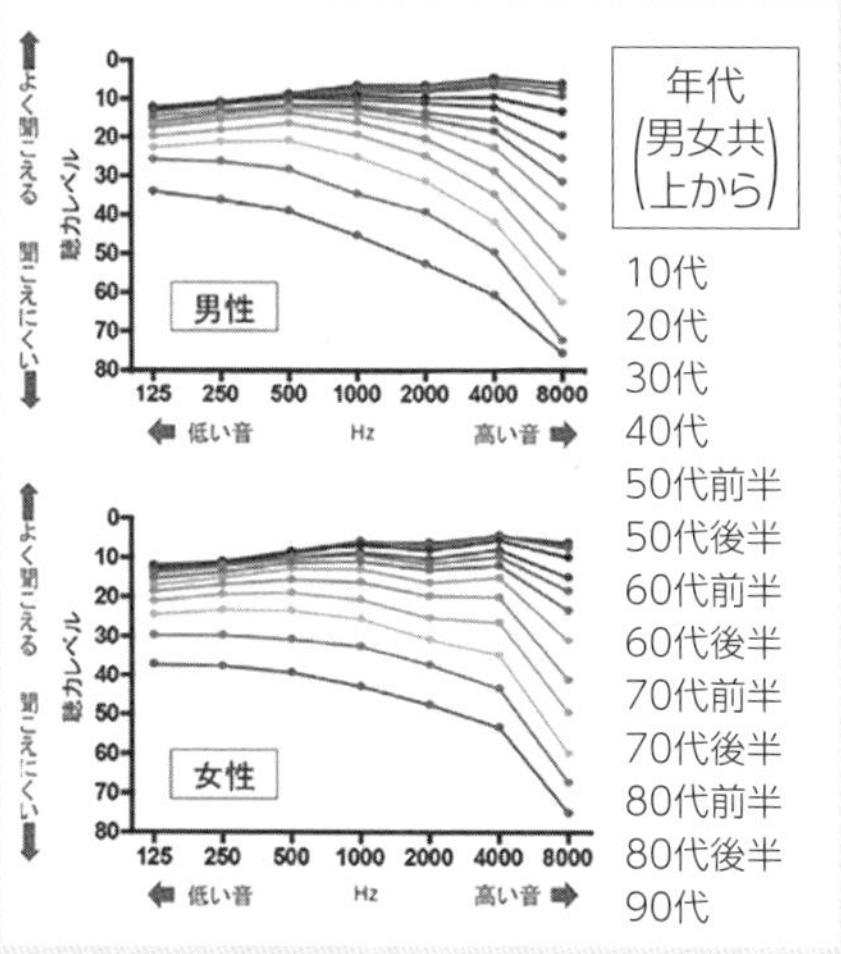

（Wasano K et al, Patterns of hearing changes in women and men from denarians to nonagenarians, Lancet Reg Health West Pac, 2021より改変

難聴の進行を妨げるためには、耳にやさしい生活を心がける必要があります。騒音など、大きな音が常時出ているところを避けたり、静かな場所で耳を休ませる時間を作ったりすること、大音量で音楽を聞いたりしないことなどが重要です。また、難聴が指摘された場合は、早期より補聴器などを装着して、積極的にコミュニケーションを行うことが大切です。

定期的に聴力検査を受けて、自分の聴力を把握するようにしましょう。

脳ドックで脳の疾患に備える

名古屋市立大学病院　病院長／医学研究科脳神経外科学　教授
間瀬　光人

脳の病気は自覚症状が出にくく、また麻痺などの明らかな症状がいったん出てしまうと、たとえ治療をしても必ずしも元に戻るとは限りません。その理由として脳には症状の出にくい部位があることや、いったん傷ついた脳組織がもとどおりに再生することが非常に難しいからです。脳卒中などは何の前ぶれもなく突然起こることが多く、またたとえ命が助かっても後遺症が日常生活に重大な影響を及ぼします。このことは皆さんよくご存知だと思います。したがって将来、脳損傷を来すような疾患を発病する前に見つけて対応あるいは予防することはとても大切です。

脳ドックとは

脳の病気の早期発見と予防を目的とした日本独特のシステムです。脳ドックでは頭部のＭＲＩ・ＭＲＡや頚部超音波検査などにより、脳に関係する病気やリスクの有無の確認や早期発見を行います。また追加で血液検査や心電図などを行い、

図表1　70才男性
無症候性脳梗塞（ラクナ梗塞）

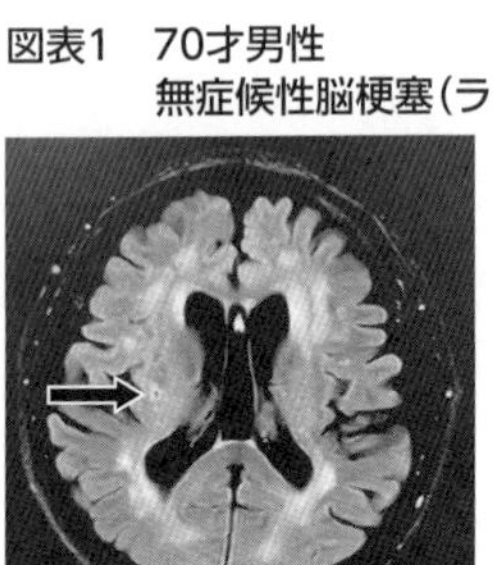

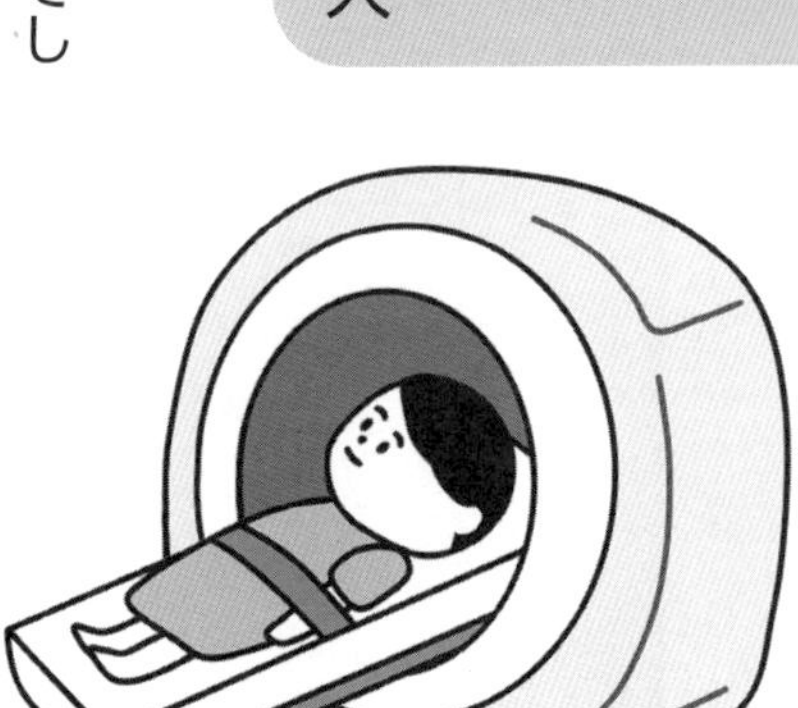

生活習慣病のチェックを同時にすることもあります。つまり健康診断の一種です。よく行われている人間ドックには脳の検査は含まれていないため、脳の病気を見つけるには脳ドックが必要です。

脳ドックで見つかる疾患

①無症候性脳梗塞（図表1）

知らないうちに脳梗塞になっていることがあります。直径が10㎜以下の脳梗塞（ラクナ梗塞）では、場所にもよりますが、小さいので症状が出ないことがしばしばです。しかしこれは将来の脳卒中や認知症の危険因子といわれています。

②脳微小出血（図表2）

無症状の微小な脳出血の痕で、加齢や高血圧と関連があります。将来脳出血や脳梗塞となる可能性が高く、血圧をしっかり管理する必要があります。

③未破裂脳動脈瘤（図表3）

脳動脈瘤が破裂すると、くも膜下出血になります。破裂率はそれほど高くはありませんが、一般的には動脈瘤が大きいほど、また形がいびつなほど破れやすく、また動脈瘤の場所によっても破裂率は違います。したがって治療が必要かどうかは年齢などを考慮して個別に判断されます。高血圧、喫煙、大量の飲酒はくも膜下出血の危険因子ですので注意が必要です。

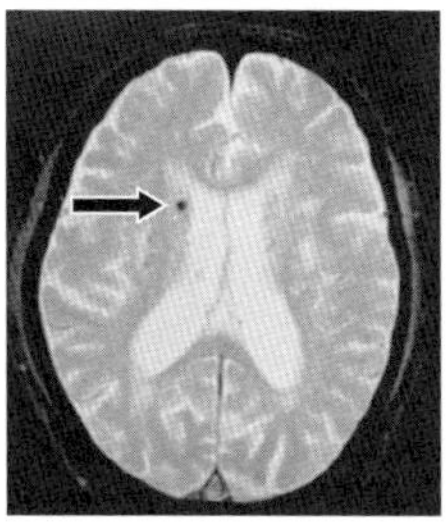

図表2　69才男性
微小出血痕

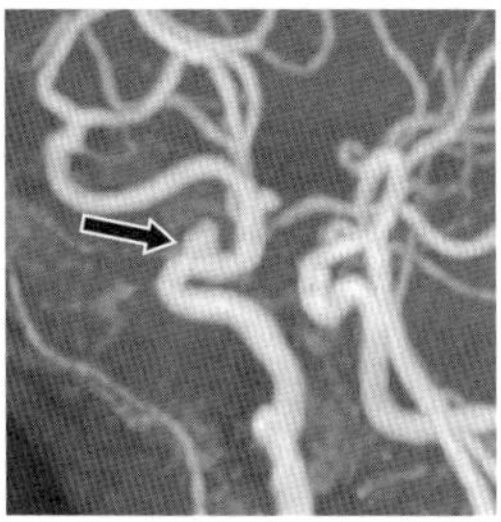

図表3　55才女性 未破裂脳動脈瘤
最大径5.6mm 治療適応あり

④脳腫瘍（図表4、5）
腫瘍の場所、予測される腫瘍タイプ（悪性か良性かなど）によって治療方針が決まります。つまりひとまず様子観察でいいものもあれば、早めに検査や治療が必要なものまでいろいろです。

⑤頚動脈狭窄（図表6）
頚動脈が動脈硬化により狭くなった（狭窄《きょうさく》）状態です。狭くなるほど将来脳梗塞となる確率が高くなります。脳虚血症状（脳の血流が悪いために起こる症状）のあるなしで治療方針が違います。これまで一度でも脳虚血症状があれば、何らかの治療が必要です。また全身の他の部位の動脈硬化を伴うことも多く、心臓の冠動脈（心筋梗塞となる）や末梢動脈が詰まる可能性が高く、注意が必要です。

⑥認知症
脳ドックの画像検査（ＭＲＩや頚動脈超音波）で認知症の有無は分かりません。認知症の診断には神経心理学的検査のような特別の検査を受ける必要があります。

⑦無症候性脳室拡大
脳の中に脳室という髄液のたまった部屋があります。この脳室が大きくなっている場合があります。加齢に伴う脳萎縮によるものもあれば、正常圧水頭症といわれる病気の予備軍のことがあります。

⑧副鼻腔炎
脳のＭＲＩでは副鼻腔も同時に検査範囲に入っています。治療が必要な副鼻腔炎（蓄膿）が見つかることがあります。

図表4　45才女性 脳腫瘍
髄膜腫疑い（良性）様子観察

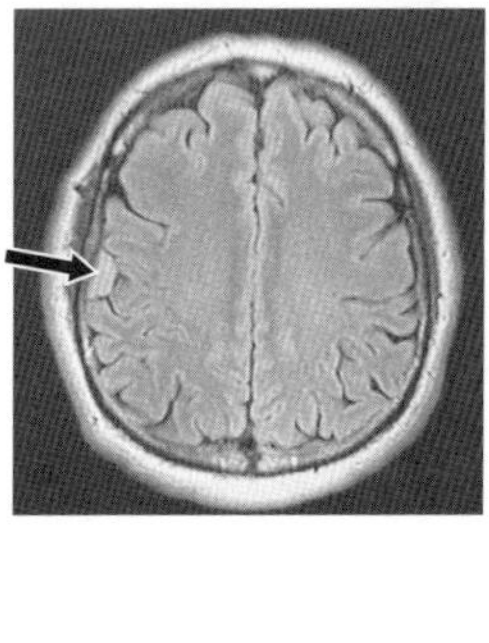

図表5　48才男性 小脳腫瘍
確定診断のため手術が必要

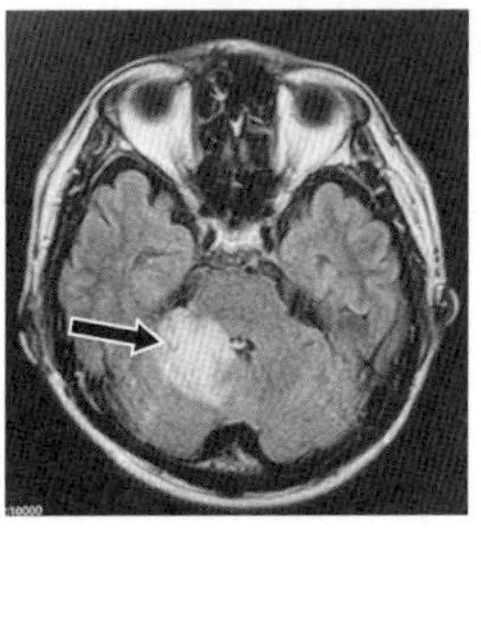

脳ドックを受けた後はどうしたらいいの

異常があった場合、かかりつけ医や専門医（脳神経外科、脳神経内科など）の受診が勧められますので、その指示に従いましょう。治療が必要とならない場合でも、定期的観察（検査）を勧められることがあります。

脳ドックで発症前の疾患が見つかってしまったときの考え方

発症前の疾患には以下の二つのタイプがあります。それぞれ対応が違います。
①現在無症状ですが、いずれ症状が出て治療が必要となる疾患
②病変があっても発症はある確率でしか起こらず、必ずしもすべての人が人生の中で困らない（発症しない）疾患

①の代表例はたとえば脳腫瘍です。腫瘍のタイプや悪性度によっても異なりますが、徐々に大きくなって症状が出現したときにはすでに正常脳組織を巻き込んでいるかもしれません。正常な脳は切除することができませんので、手術をしても腫瘍は一部を残さざるをえない場合があります。腫瘍が悪性の場合、残った腫瘍はいずれ広い範囲に及んで死に至ります。したがってできる限り小さいうちに、あるいは症状の出る前に発見して治療する価値は十分あります。

②の代表例は未破裂脳動脈瘤です。脳動脈瘤は普通、破裂する前は無症状です。

図表6　58才男性
頚動脈狭窄症

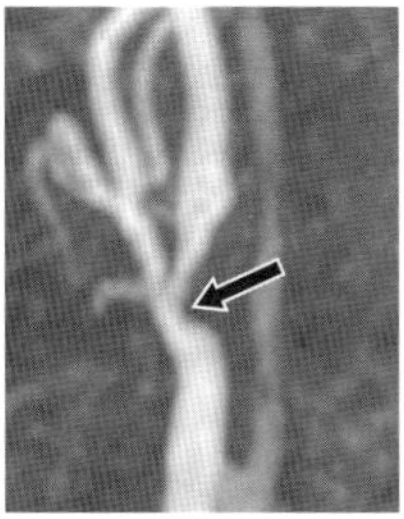

つまり破裂前は動脈瘤が存在するだけで、本人は何も困ることはないし、一生破裂しない場合だってあります。破裂して初めてくも膜下出血という病気となるわけです。どのような動脈瘤がいつ破れるのか、現在の医学では完全に予測することはできません。分かっているのは脳動脈瘤が大きいほど破れやすく、具体的には最大径が５～７㎜以上であれば年１％位の確率で破裂するということです。したがって治療するかどうかは、動脈瘤の大きさ、治療の危険性（リスク）、患者さんの全身状態や生涯の破裂率を比較した上で慎重に決める必要があります。すなわち確率に基づいて行われる予防的治療です。

この予防的治療を受けるかどうかが、ときに皆さんを悩ませることになります。たとえばあなたが50歳の男性で、最大径が７㎜の動脈瘤が脳ドックで見つかったとします。医師はこのように説明します。

「７㎜の動脈瘤の破裂率は年１％、50歳男性の平均余命は約32年（２０２３年、厚生労働省）です。生涯破裂率は30％以上で、治療のリスクは５％（治療による何らかの副作用、後遺症など）です。治療のリスクの方がはるかに小さいですが、どうしますか？」

医師は確率的には治療した方がいいよといっていますが、破裂するのは明日かもしれないし、一生破裂しないかもしれない。受けるかどうかはあなたが決めて下さいとなるわけです。この場合、普通は治療を受けるケースが多いと思いますが、決心できなければ様子観察となります。決心がついたら治療を受ければいいし、治療を受けない選択肢もまちがいではありません（約70％は生涯破裂しないわけですから)。

逆のケースもあります。たとえばあなたが50歳で偶然2㎜の未破裂脳動脈瘤が脳ドックで見つかりました。破裂率は年1%よりはるかに低く、治療のリスクの方が明らかに高いので治療が勧められることはほとんどありません。もちろん定期的な観察は必要です。普通はここでよかったと安心しますね。しかし中には自分の頭の中に動脈瘤があることを知ってしまうと、もう怖くて仕方なく、不眠やうつ状態になってしまう方もいます。こんなことなら脳ドックなんて受けなければよかったと。このようにならないために、脳ドックで見つかる疾患に関する正しい情報を得て理解しておくことが大切です。

脳ドックで異常なしといわれたら

脳ドックを受けて異常がなかったら、うれしいですよね。ただそれだけではいけません。今は大丈夫でも将来の脳卒中のリスク(高血圧、糖尿病、脂質代謝異常、肥満など)があるかないか、あるいはそのコントロールは大丈夫なのか、改めて現在の生活習慣を見直し、必要であれば改善しましょう。脳ドックをそのきっかけにするとよいと思います。

またたとえ今回異常がなくとも、将来にわたり大丈夫であると保証されるわけではありません。したがってある一定の期間で定期的に脳ドックを受けることは大切です。その期間は2~3年に1回くらいがいいと言われています。

執筆者プロフィール

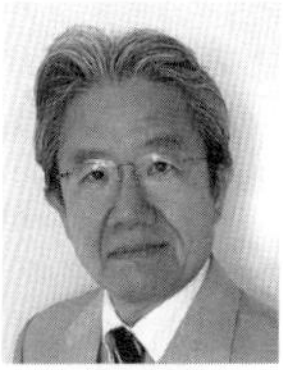

山田 珠樹　やまだ たまき　●岡崎市医師会公衆衛生センター／はるさき健診センター センター長

84年名古屋市立大医学部卒業。同大第一内科にて博士号取得。刈谷総合病院、名古屋市厚生院、ルイジアナ州立大生理学教室、名古屋市立大病院内視鏡部助教授を経て、04年より岡崎市医師会公衆衛生センターのセンター長、12年4月からは、はるさき健診センターのセンター長も兼務。専門は消化器内科。98年度名古屋市立大学医学研究奨励賞を受賞。

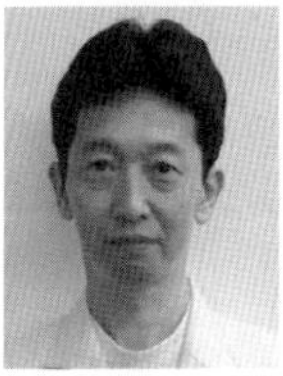

森 義徳　もり よしのり　●医学研究科消化器・代謝内科学　西部医療センター　准教授

07年名古屋市立大大学院医学研究科博士課程修了。08年カルガリー大博士研究員、16年名古屋市立大医学部講師を経て、22年より名古屋市立大医学部附属西部医療センター消化器内科准教授。専門は、消化器内科学、消化器内視鏡学、がん薬物療法。

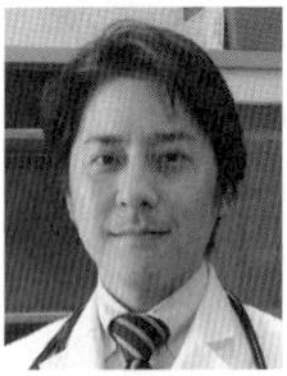

西川 隆太郎　にしかわ りゅうたろう　●医学研究科産科婦人科学　助教

03年名古屋市立大医学部卒業。麻酔科を経て産婦人科へ。名古屋市立城北病院、名古屋市立大医学部附属東部医療センターでの勤務を経て、12年より現職。婦人科悪性腫瘍、腹腔鏡下手術、ロボット支援下手術、遺伝性腫瘍症候群など各専門分野で専門医資格を有する婦人科診療のエキスパート。

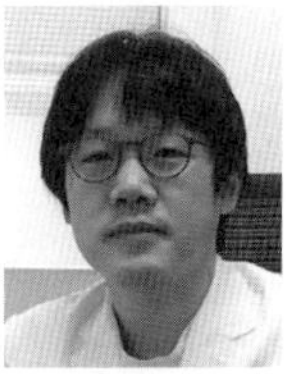

上村 剛大　うえむら たけひろ　●医学研究科呼吸器・免疫アレルギー内科学　講師

03年名古屋市立大医学部卒業。17年愛知県がんセンター呼吸器内科部医長を経て、23年より名古屋市立大医学部講師。専門は、呼吸器腫瘍学。

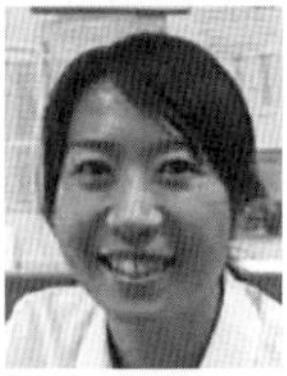

鰐渕 友美　わにふち ゆみ　●医学研究科乳腺外科学　准教授

03年群馬大医学部卒業。名古屋市立大講師を経て、23年より名古屋市立大医学部准教授。専門は、乳がん。日本乳癌学会研究奨励賞を受賞。

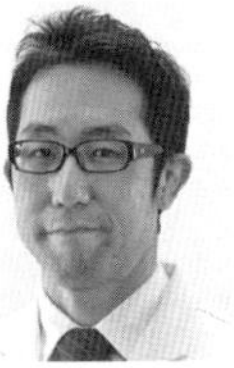

西江 裕忠　にしえ ひろただ　●医学研究科消化器・代謝内科学　みどり市民病院　准教授

03年高知医科大学医学部卒業。17年名古屋市立大大学院医学研究科博士号取得。07年岐阜県立多治見病院、19年名古屋市立大医学部助教を経て、23年より名古屋市立大医学部附属みどり市民病院准教授。専門は、消化器内科、特に消化管疾患。日本レーザー医学会総会賞、日本消化器病学会総会優秀演題賞受賞。

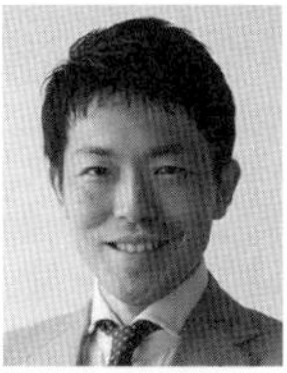

溝口 達也　みぞぐち たつや　● 医学研究科循環器内科学　助教

12年名古屋市立大医学部卒業。22年同大大学院医学研究科博士課程修了。14年名古屋市立東部医療センターを経て、22年より名古屋市立大医学部助教。専門は、循環器内科学、高血圧、心臓リハビリテーション。日本高血圧学会専門医、指導医。第118回日本内科学会総会・講演会医学生・研修医の「日本内科学会ことはじめ2021東京」優秀指導者賞を受賞。

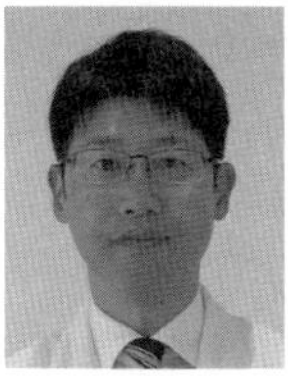

髙木 博史　たかぎ ひろし　●医学研究科消化器・代謝内科学　東部医療センター　准教授

05年名古屋大医学部卒業。14年名古屋大大学院医学系研究科博士号取得。名古屋大医学部附属病院を経て、21年より名古屋市立大医学部附属東部医療センター講師、23年より同准教授。専門は、内分泌・代謝学、糖尿病学。

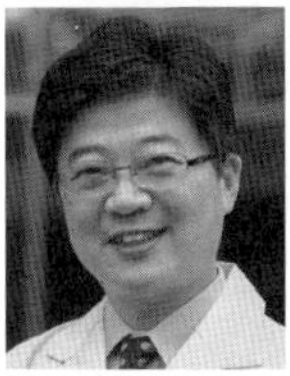

飯田 真介　いいだ しんすけ　●医学研究科血液・腫瘍内科学　教授

87年名古屋市立大医学部卒業。93年愛知県がんセンター病院・医長、94年から3年間米国コロンビア大留学を経て、97年に名古屋市立大医学部第二内科助手、14年より同大医学部教授。専門は、血液内科学、造血器腫瘍の治療。高松宮妃癌研究助成金、日本血液学会編集長賞を受賞、24年から日本骨髄腫学会理事長。

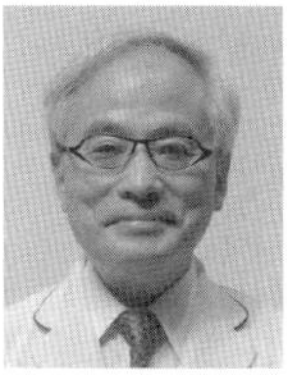

白木 茂博　しらき しげひろ　●ミッドタウンクリニック名駅　院長

79年名古屋市立大医学部卒業。岐阜県立多治見病院消化器内科、中日病院などで勤務。15年中日病院院長、20年中日病院健診センター長を経て22年よりミッドタウンクリニック名駅院長。専門は消化器、特に肝臓。

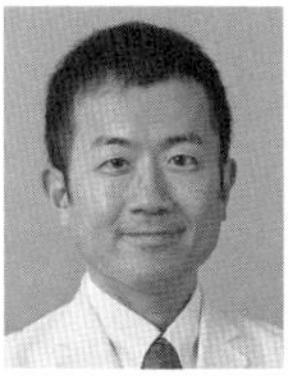

恵谷 俊紀　えたに としき　●医学研究科腎・泌尿器科学　講師

06年山形大医学部卒業、愛知県厚生連昭和病院で初期研修。15年名古屋市立大大学院医学研究科修了（博士/医学）。22年より名古屋市立大大学院医学研究科 腎・泌尿器科学分野 講師。専門は、泌尿器がん、緩和医療、尿路感染症・抗菌薬適正使用、尿路内視鏡手術、ロボット手術など。資格は、泌尿器科専門医・指導医、緩和医療認定医、腹腔鏡技術認定医、泌尿器ロボット支援手術プロクター、がん治療認定医など。受賞歴は、日本アンドロロジー学会学術奨励賞（基礎部門）、日本泌尿器科学会ヤングリサーチグラントなど。

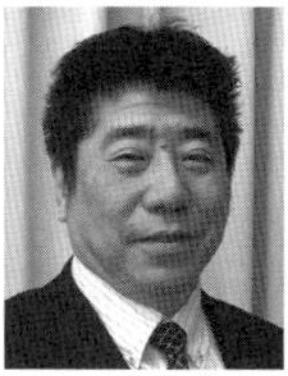

間瀬 光人　ませ みつひと　●名古屋市立大学病院　病院長 ／ 医学研究科脳神経外科学　教授

90年名古屋市立大大学院医学研究科博士課程修了。16年より名古屋市立大医学部教授、18年より名古屋市立大病院副病院長を経て21年4月より同大学病院病院長。専門は脳動脈瘤の血管内治療、水頭症、神経内視鏡手術。脳脊髄液・水頭症に関する著作多数。

名古屋市および
近隣の健診（検診）医療機関

ミッドタウンクリニック名駅

医療機関HP▶

電話番号:052-551-1169
住所:〒450-6305 愛知県名古屋市中村区
名駅一丁目1番1号 JPタワー名古屋5階

〈健診（検診）内容〉

- 胃がん検診（X線検査）
- 胃がん検診（内視鏡検査）
- 大腸がん検診
- 肺がん・結核検診
- 子宮がん検診
- 乳がん検診
- 前立腺がん検診
- 国民健康保険特定健康診査
- 特定保健指導（動機づけ支援）
- 特定保健指導（積極的支援）
- 後期高齢者医療健康診査
- 骨粗しょう症検診
- ピロリ菌検査
- 胃がんリスク検査
- 肝炎ウィルス検診
- 腹部超音波スクリーニング検査
- 人間ドック
- 生活習慣病健診
- 一般健康診断

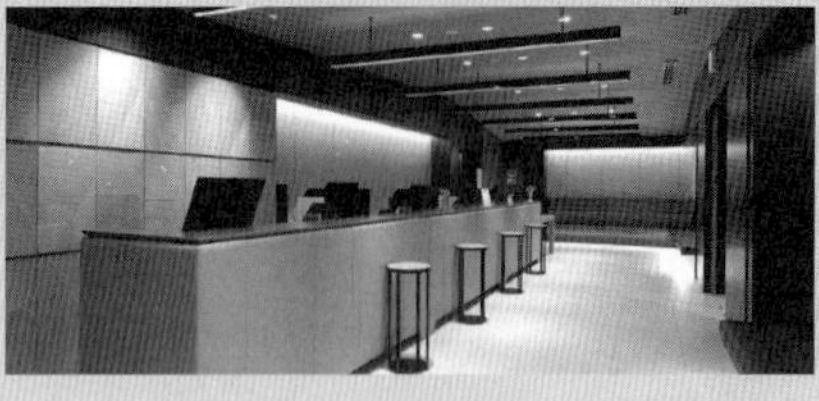

岡崎市医師会はるさき健診センター

医療機関HP▶

電話番号:0120-489-545
住所:〒444-0827 愛知県岡崎市針崎町字春咲1-3

〈健診（検診）内容〉

- 胃がん検診（X線検査）
- 胃がん検診（内視鏡検査）
- 大腸がん検診
- 肺がん・結核検診
- 子宮頸がん検診
- 乳がん検診
- 前立腺がん検診
- 国民健康保険特定健康診査
- 特定保健指導
（動機づけ支援・積極的支援）
- 後期高齢者医療健康診査
- 骨粗しょう症検診
- 肝炎ウィルス検診
- 胃がんリスク検診
- 一般健康診断
- 特殊健康診断
- 健康管理手帳による
健康診断（石綿）
- ストレスチェック
- 生活習慣病健診
- 人間ドック
- 脳ドック
- 肺ドック
- 大腸ドック
- PET-CT検診
- 各種健康教室

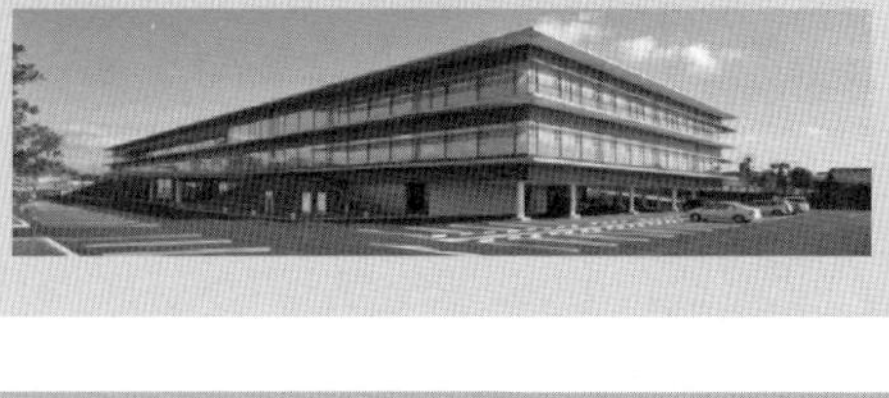

名古屋市および近隣の健診(検診)医療機関

オリエンタルクリニック

医療機関HP▶

電話番号:052-741-5181
住所:〒464-0850 愛知県名古屋市千種区今池1丁目8-5

〈健診(検診)内容〉

- 人間ドック
- 胃がん検診(X線検査)
- 胃がん検診(内視鏡検査)
- 大腸がん検診
- 肺がん・結核検診
- 子宮がん検診
- 乳がん検診
- 前立腺がん検診
- 国民健康保険特定健康診査
- 国民健康保険30・35健診
- 特定保健指導(動機づけ支援)
- 特定保健指導(積極的支援)
- 後期高齢者医療健康診査
- 骨粗しょう症検診
- ピロリ菌検査
- 胃がんリスク検査
- 腹部超音波スクリーニング検査

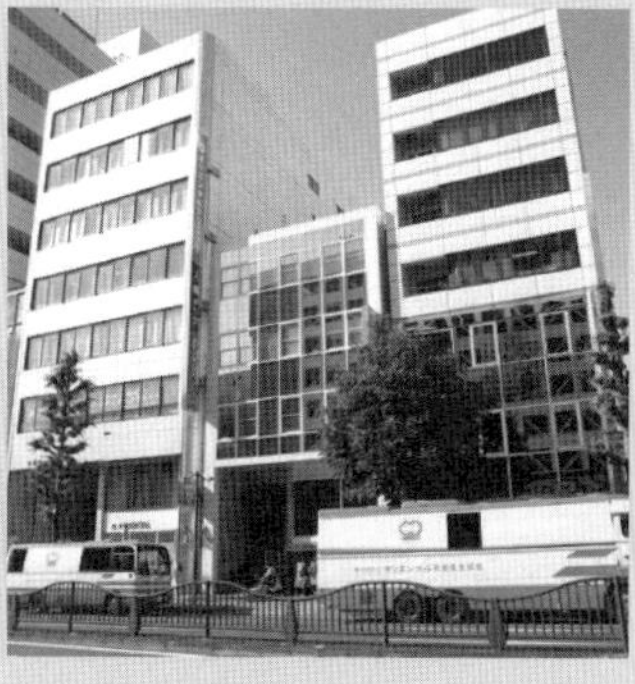

名古屋市の健診(検診)について

- 集団健診・検診の予約
- 生年月日と性別から受ける健診(検診)を検索
- 医療機関の検索　など

ぜひ活用してください

名古屋市健診(検診)総合サイトで検索ができます

附属病院群の健診（検診）紹介

東部医療センター

病院HP▶

電話番号:052-721-7171
住所:〒464-8547 名古屋市千種区若水1-2-23

〈健診（検診）内容〉

- 胃がん検診（X線検査）
- 胃がん検診（内視鏡検査）
- 大腸がん検診
- 肺がん・結核検診
- 子宮がん検診
- 乳がん検診
- 前立腺がん検診
- 国民健康保険特定健康診査
- 国民健康保険30・35健診
- 後期高齢者医療健康診査
- 骨粗しょう症検診
- 腹部超音波スクリーニング検査
- C型B型肝炎ウイルス検査
- 原爆被爆者健康診断

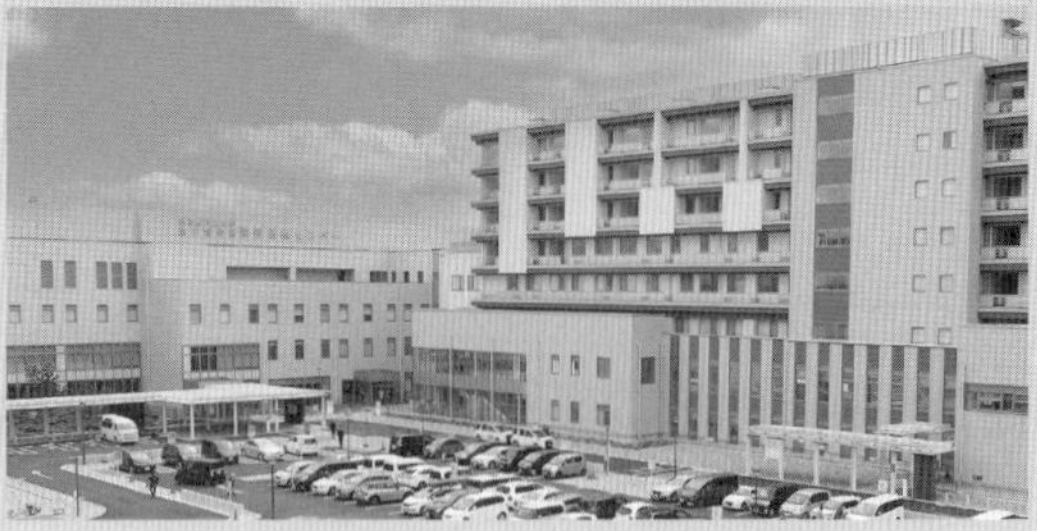

西部医療センター

病院HP▶

電話番号:052-991-8121
住所:462-8508 名古屋市北区平手町1-1-1

〈健診（検診）内容〉

- 胃がん検診（X線検査）
- 胃がん検診（内視鏡検査）
- 大腸がん検診
- 肺がん・結核検診
- 子宮がん検診、乳がん検診
- 前立腺がん検診
- 国民健康保険特定健康診査
- 国民健康保険30・35健診
- 後期高齢者医療健康診査
- 骨粗しょう症検診
- 腹部超音波スクリーニング検査
- 原爆被爆者健康診断

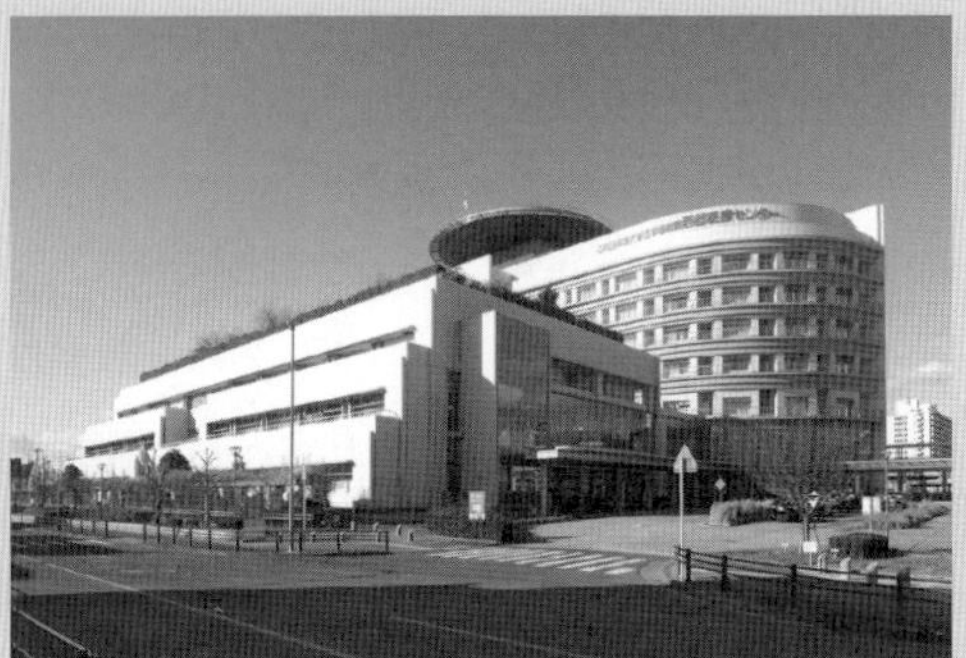

附属病院群の健診（検診）紹介

みどり市民病院

病院HP▶

電話番号:052-892-1331
住所:〒458-0037 名古屋市緑区潮見が丘1-77

〈健診（検診）内容〉

- 後期高齢者医療健康診査
- 国民健康保険特定健康診査
- 特定健康診査（社会保険）
- 胃がん検診（X線検査）
- 胃がん検診（内視鏡検査）
- 大腸がん検診
- 肺がん・結核検診
- 骨粗しょう症検診
- C型・B型肝炎ウイルス検査
- 子宮がん検診
- 乳がん検診
- 前立腺がん検診
- ピロリ菌検査
- 腹部超音波スクリーニング検査
- 全国健康保険協会生活習慣病予防健診
- 一般健康診断
- 人間ドック
- 脳ドック
- 特定健康保険指導（動機づけ支援）
- 特定健康指導（積極的支援）
- 原爆被爆者健康診断
- 原爆被爆者二世健康診断

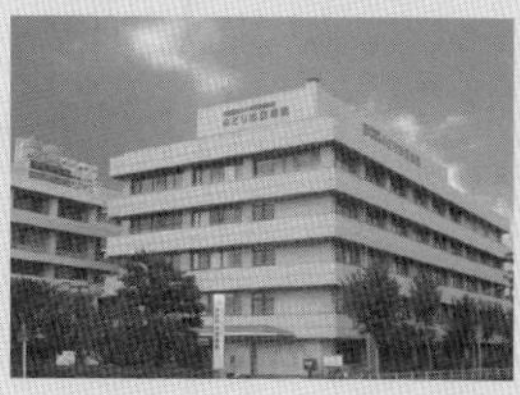

みらい光生病院

病院HP▶

電話番号:052-704-2345
住所:〒465-8650 名古屋市名東区勢子坊2-1501

〈健診（検診）内容〉

- ウェルビーイング検診（脳メモリードック・骨（こつ）・ロコモドック）
- 胃がん検診（X線検査）
- 胃がん検診（内視鏡検査）
- 大腸がん検診
- 肺がん・結核検診
- 前立腺がん検診
- もの忘れ検診
- 骨粗しょう症検診
- ピロリ菌検査
- 胃がんリスク検査
- C型・B型肝炎ウイルス検査
- 腹部超音波スクリーニング検査

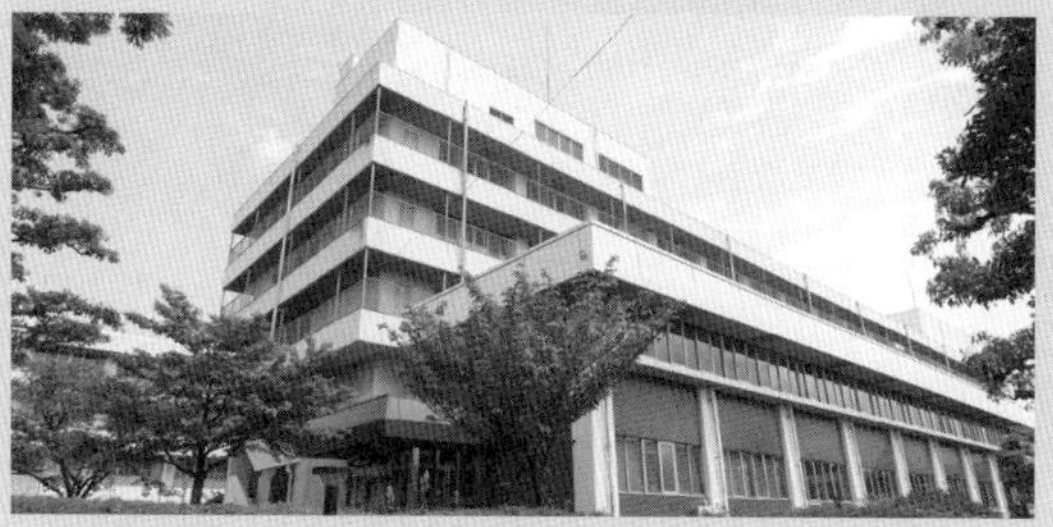

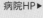

名市大ブックス⑲

かしこく生かす健康診断

2025年3月13日　初版第1刷　発行

編　著　名古屋市立大学
発行者　小杉敏之
発行所　中日新聞社
〒460-8511 名古屋市中区三の丸一丁目6番1号
電話 052-201-8811（大代表）
052-221-1714（出版部直通）
郵便振替 00890-0-10
ホームページ https://www.chunichi.co.jp/corporate/nbook/
印　刷　長苗印刷株式会社
デザイン　全並大輝
イラスト　mikiko

ISBN978-4-8062-0820-4　C0047

名市大ブックスに関するご意見・ご感想を
下記メールアドレスにお寄せください。
ncu_books@sec.nagoya-cu.ac.jp
（名古屋市立大学 総務部広報室あて）

名古屋市立大学HP
名市大ブックスページ
▼